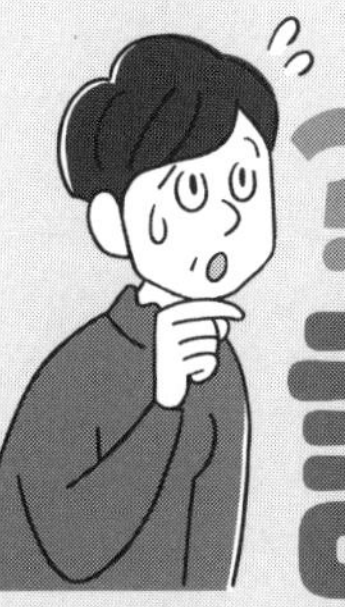

最新の研究でわかった!
“脳の毒”
は口からやってくる

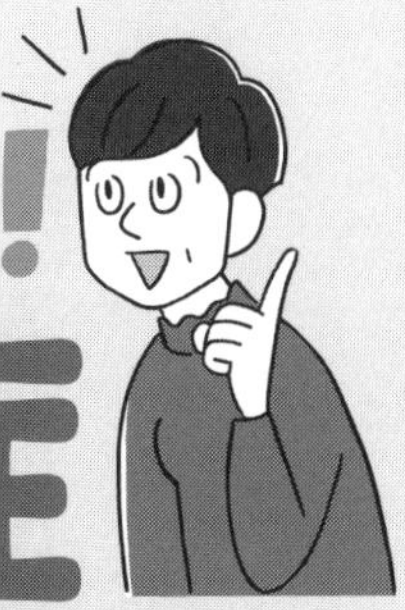

# 認知症になりたくなければ歯周病を治しなさい

BEFORE

AFTER

ンタルクリニック院長
田真一



あさ出版

# はじめに

将来、認知症になったらどうしよう……。

中高年以上の方であれば、探し物が見つからなかったり、忘れ物をしたりしたとき、そんな思いが頭をよぎることがあるのではないでしょうか。また、若い人でも、両親や祖父母の様子を見て、そんな不安を感じたことがあるかもしれませんね。

高齢化社会の日本では、これから認知症患者が大幅に増加すると予測されています。内閣府が発行する『平成29年版高齢社会白書』を引用しましょう。その推計によれば、**65歳以上の高齢者の認知症患者数は、2025年には約700万人に上るとされています。これは65歳以上の5人に1人が認知症になる計算です。**さらに、2050年を対象にした試算では、患者数は1000万人を超えて、65歳以上の4人に1人が認知症になると予測されています。

これらの数字を見ると、あなたやあなたの身近な人が認知症を発症する将来が訪れてもおかしくありません。

では将来、自分や大切な人が認知症にならないためにはどうすればいいのでしょうか。私たち一人ひとりが認知症のことを知り、予防するための対策を早めにしていくことが大切だといえます。

そして実は、**認知症の予防対策を始めるのに適したタイミングは、「今」なのです。**

というのも近年、医学界では歯周病が認知症（アルツハイマー病）の原因になっている可能性が極めて高いということがわかりました。歯周病とアルツハイマー病の組み合わせは意外かもしれませんが、歯周病の毒素が脳に侵入してアルツハイマー病を誘発するとわかったのです。

現在、歯周病の観点からアルツハイマー病発症までの経路や治療法を研究するアプローチに注目が集まっており、ようやく認知症の治療に光が見え始めてきています。

それまではアルツハイマー病を発症しても、病状の進行を遅らせるだけでしたが、**アルツハイマー病の発症自体を予防できるのではないかという期待が持たれているほど**

**です。**

申し遅れました。私は歯科医師の福田真一と申します。大阪で福田デンタルクリニックの院長を務め、多くの患者さんの治療をして30年になります。

患者さんの歯の治療にあたっていると、たった1本の歯がなくなるだけでも、患者さんの健康に大きな影響を与えることがよくわかります。その一方で、歯をきちんとメンテナンスしている患者さんの多くは、80代、90代と年齢を重ねてもお元気で、記憶力や考える力もしっかりしていらっしゃいます。

本書では、歯周病対策をすることが認知症の予防につながることを、一人でも多くの人に知っていただきたいと思って執筆しました。最新の研究内容をできる限り専門用語を使わずに平易な表現で記載することに努め、医療知識のない人でも理解できる内容となっています。アルツハイマー病を予防するために、**今日から実践できる歯周病対策と日常生活で気をつけるべきポイントも紹介しています。**最後までお読みいただければ、認知症を予防するための知識を身につけられることでしょう。

なお、お口の健康と関係が深いのは認知症だけではありません。糖尿病や動脈硬化、心筋梗塞など、さまざまな疾病と歯周病の関係も明らかになっています。厚生労働省が発表している2021年の日本の全医療費は約44兆円なのですが、そのうち歯科医療費は約3・1兆円です。歯の健康状態がどれほど人生に影響を与えるかがわかるでしょう。

私たちの心や体の健康は、加齢だけで決まるわけではありません。いかに自分の歯の健康を守るかが重要であり、それが健康の質を決めていくのです。

歯科治療とは、患者さんの人生を一緒に考えていくことです。

本書が、あなたのこれからの人生のお役に立てるならばこれ以上嬉しいことはありません。

福田デンタルクリニック院長　福田真一

## 第1章　お口の健康と脳の老化はつながっている！　歯周病と認知症の驚くべき関係

# 第2章 認知症にならないために知っておくべき！歯周病ってどんな病気？

第3章

# 最新の研究でわかった！最恐の歯周病菌がアルツハイマー病を引き起こす

# 第4章 症状の進行を止めることも期待されるアルツハイマー病治療薬の最新事情

第5章

## 歯周病を予防&改善する プロが教える正しい歯磨き方法

## 第6章　歯周病菌に負けない体づくり！正しい食生活で免疫力を上げよう



出版プロデュース：㈱天才工場　吉田浩
企画・編集協力：潮凪洋介・浅井千春

第1章

# お口の健康と脳の老化はつながっている！
# 歯周病と認知症の驚くべき関係

# お口の健康が損なわれると体と脳に悪い影響を与える

## 歯が少なくなるほど、要介護になりやすい

「**あなたはいま、自分の歯の本数を知っていますか？**」

私が自分のクリニックにいらっしゃる患者さんによく投げかける質問です。

皆さんは答えられるでしょうか？

自分の歯に関心を持ってほしいという気持ちで、このような質問をするのですが、即答できる人はほとんどいません。

高血圧や心臓病、糖尿病といった生活習慣病については皆さん、予防を心がける一方、歯を普段から念入りにケアしているという人はあまり多くないように感じます。歯が痛い、歯茎が腫《は》れたなど、何か特別な症状がないと、あまり歯の状態を気にかけることがないのです。これは歯科医の私からすると、とてももどかしい状況です。

**歯の本数と体の健康はとても密接な関係があります。**

歯の本数が少なくなってしまうと、骨折しやすくなったり、死亡リスクが上がったりすることがさまざまな研究で明らかになっています。体だけではありません。脳にも悪い影響をおよぼします。後述するように、歯を失う大きな原因は歯周病なのですが、歯周病になると認知症になるリスクが高まることがわかっているのです。

**「認知症は脳の疾患で、歯周病は歯の病気。関係ないのでは？」**

もしかしたらこのように思う方もいらっしゃるかもしれませんね。

そこで第1章では、歯と体、歯と脳の関係について一般にはあまり知られていない事実をお話ししていきます。

## 80代の5人に1人はまったく歯がない現実

若い頃は歯があることが当たり前のように感じられるかもしれません。

おそらく、将来自分の歯がなくなるのを想像したことがある人は少ないのではないでしょうか。

現実はどうかというと、**私たちの歯は、年を重ねるほど本数が少なくなっていきます。**

図1—1を見てください。30代、40代の人の歯の本数の中央値は約28本です。

中央値とは調査したデータの真ん中に位置する値を指します。この調査でいえば、調査対象全員のちょうど中間にあたる人の歯の数が28本ということです。

似たものに平均値がありますが、平均値は調査したデータのなかに極端な数字が混ざっていると実態を表さないことがあるというデメリットがあります。例えば、たま

図 1-1

## 年代別、日本人の歯の本数（中央値）

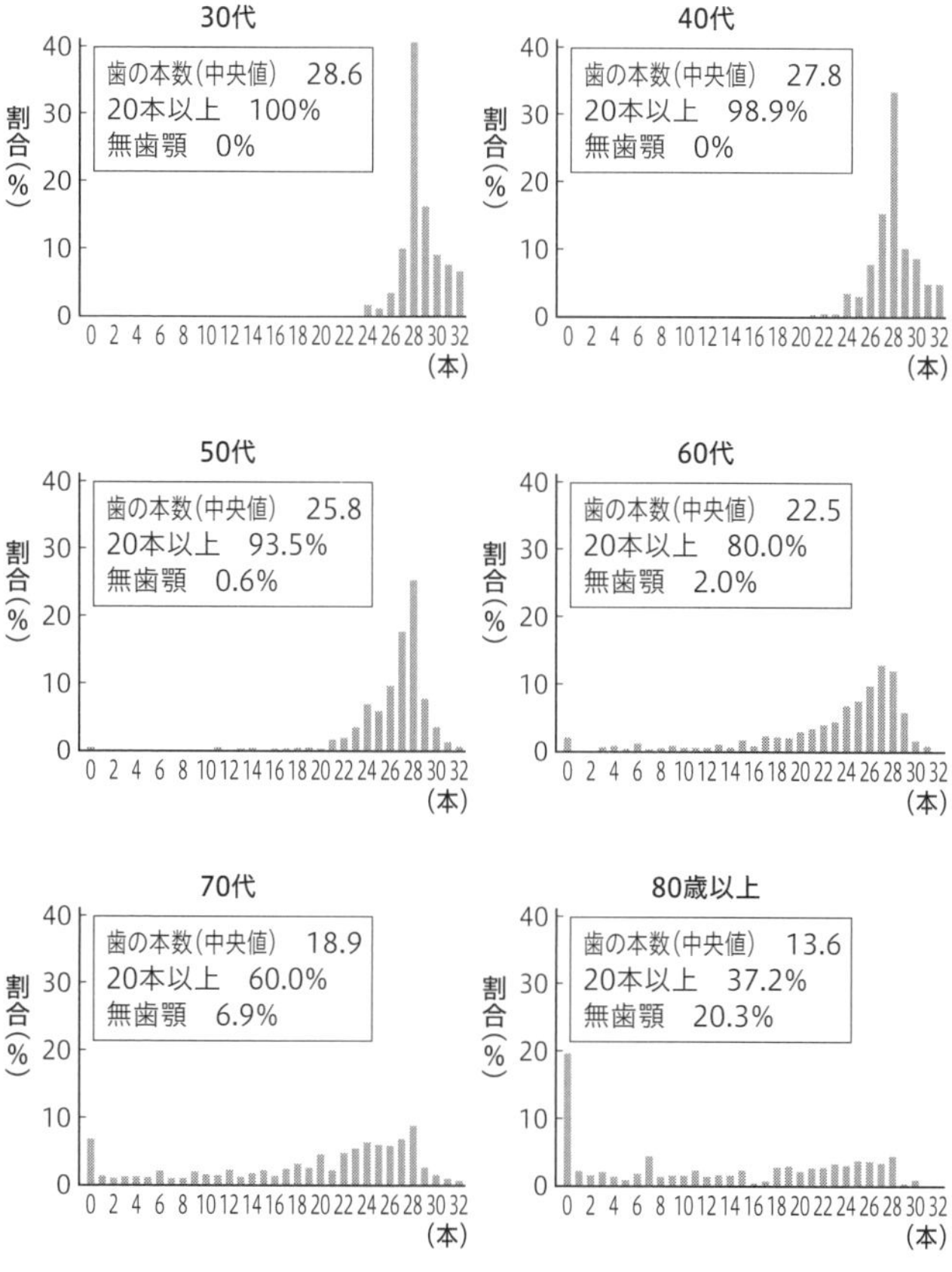


20本以上の歯を持つ人は30代だと100%だが、80代になると37.2%まで減少する。調査対象は3,173人。

出所：Baek ket al.: Complex Intratissue Microbiota Forms Biofilms in Periodontal Lesions,J Dent Res,97(2):192-200,2018.(PMID28945499)より作成

たま歯の本数が0本の人が調査対象に混ざっていたら、平均値は大きく下がってしまいます。その意味で、中央値はより実態に即した数字といえます。

話を戻します。

50代の中央値を見ると、30代、40代と比べて値が少し下がっています。50代になると、30代、40代のときより歯の本数が少ない人が増えるためです。

さらに60代、70代と年齢を重ねるにつれて中央値は下がり、80歳以上の中央値は約14本まで下がっていきます。

図1―1を見てわかるように、80歳以上では歯の本数がゼロである人の割合が他の世代と比べて最も高くなります。

**全体の5人に1人はまったく歯がない＝「無歯顎《むしがく》」の状態になっているのです。**

あくまで、私がクリニックで患者さんの診療をしている感覚ではありますが、80代の患者さんで歯が10本以上残っているのは、6割に満たない程度です。

図1-2

**1本の歯が抜けたときの影響**

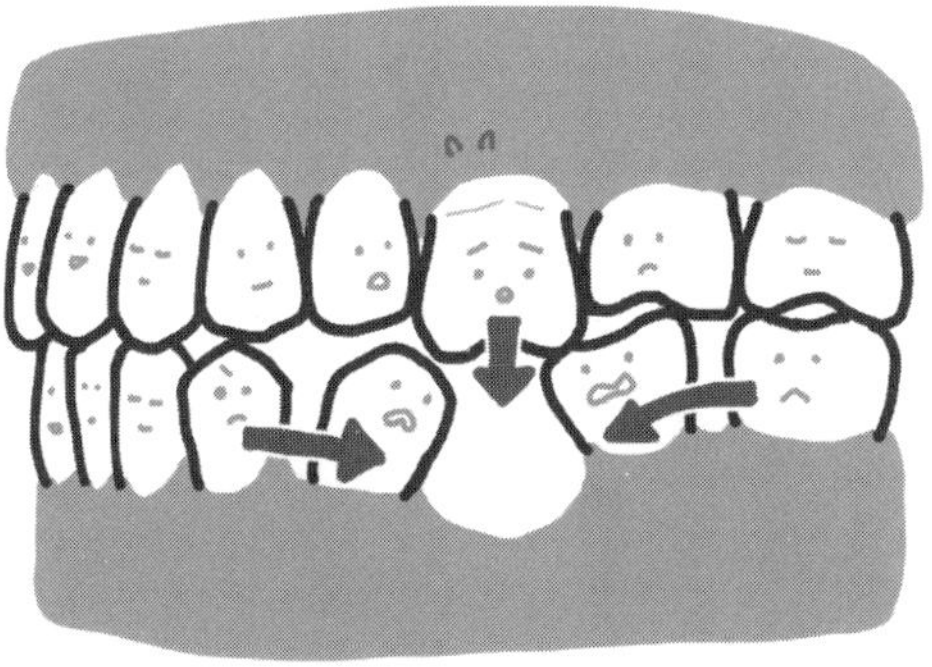

歯が抜けると、その空間に隣の歯が傾く。噛み合わせが悪くなって、歯全体がダメージを受け、抜けやすくなる。

## 歯が1本抜けると次々に抜けていく

私たちの歯はすべて生え揃っている状態だと、28本が一般的です。

奥歯の隣に「親知らず」が生えて32本という人もいますが、現代人は顎が小さいためにたいていは抜いてしまうことが多いです。そのため、28本の歯を持つ人が一般的です。

上下合わせて口のなかに28本もの歯があれば、何かの理由で1本くらい抜けてしまっても大丈夫と思うかもしれません。

**でも、これは大きな間違いです。**

なぜなら、**歯はそれぞれが支え合って口のなか全体の構成を維持しているからです。**

運動会の組体操をイメージしてみてください。隣の人と手をつなぎ、みんなできれいな扇型を作ったとき、そのなかの誰か1人が急に抜けたら、どうなるでしょうか。他のメンバーは支えを失って倒れてしまいますよね。

歯も同様です。**たった1本でも歯が抜けると、抜けて空いてしまった部分に隣の歯が傾いていきます。**隣の歯が傾いた分、さらに次の歯、その次の歯と位置が徐々にズレて、それまでの歯並びの形を保つことができなくなります（図1―2参照）。

歯並びが乱れると、歯と歯の隙間が広くなります。歯と歯の隙間が広くなると、そこに食べカスが挟まりやすくなったり、上下の歯の噛み合わせが悪くなったりと、口のなかの環境が悪くなります。結果的に、**歯が抜けやすい口内環境ができ上がってしまうのです。**

日々何気なく使っている私たちの歯の存在は決して当たり前ではありません。何もケアせずに放っておくと、歯の本数が減るリスクは高まってしまいます。

そして歯の本数が少なくなってしまうと、後述するように体や脳の健康に悪影響をおよぼすようになります。

# 歯の本数が少なくなると要介護になりやすく、死亡リスクも上昇する

## 1本の歯が抜けると口のなか全体の環境が変わる

厚生労働省と日本歯科医師会が推進している**「8020運動」**をご存じでしょうか。「80歳になっても20本以上自分の歯を保とう」という運動のことで、1989年に始まりました。80歳で歯が20本以上残っている人の割合は、運動を開始した当初は1割程度だったのが、2016年に実施した厚生労働省の調査では約5割にまでアップしました。

目標に向けて進展していることは素晴らしいのですが、果たして本当にこれでよい

のかと私は考えています。残っている歯が20本ということは、8本の歯がないということです。

**1本抜けただけでも他の歯に影響があるのですから、8本もなくなれば、その影響はかなり大きくなります。**

事実、歯の本数の減少は、体全体にさまざまな変化をもたらすことが明らかになっています。代表的な変化として次のようなものが挙げられます。

### 咀嚼しづらくなる

歯の本数が少なくなると、咀嚼《そしゃく》しづらくなります。大きくて、硬い食べ物を噛みづらくなるからです。咀嚼をしっかりせずに食べ物を体内に取り込むと、消化器官に大きな負担を与えます。

また、咀嚼には唾液の分泌を促す役割があり、唾液には口のなかをきれいにする効果があります。唾液の減少は、細菌やウイルスの繁殖をもたらします。

### 食べ物をうまく飲み込めなくなる

歯の噛み合わせは食べ物の飲み込みにも大きく関係しています。これは唾液の分泌量の減少も影響しており、口のなかが乾燥すると食べ物が飲み込みづらくなるのです。食べ物をうまく飲み込めなくなると、十分な量を摂取できずに体の栄養状態が悪化します。唾液や食べ物が食道ではなく気道に入ってしまい、口のなかの細菌やウイルスが肺に到達することで、「誤嚥性肺炎《ごえんせいはいえん》」を引き起こすこともあります。

### 発音が上手にできなくなる

歯の本数が減って隙間ができると、その隙間から空気が漏れて発音がうまくできなくなります。うまく話せないことで、人とのコミュニケーションに消極的になり、家に引きこもりがちになったりする人もいます。

### 顔や体の全体のバランスが崩れる

歯の本数が減って噛み合わせも悪くなると、顎《あご》周辺にある筋肉のバランスが悪くなります。顔つきの変化やシワが増加して、いわゆる「老け顔」の原因となります。筋肉のバランスの歪みは、頭痛や肩こり、腰痛などを誘発することもあります。

## 骨折しやすくなる

2012年に発表されたある調査によれば、歯が19本以下で入れ歯を使用していない人は、20本以上保有している人と比較して、転倒するリスクは2・5倍になります。さらに、50歳以上の男性歯科医師9992名を対象に、歯の数と大腿部頸部（太腿の骨の付け根に近い部分）骨折の関係を平均6年間追跡した調査では、失った歯の数が14本以下の人に比べ、15〜27本失った人は4・1倍まで、大腿部頸部骨折リスクが高まることがわかりました。歯を1本失うごとにそのリスクは1・06倍高まり、すべての歯を失った人は骨折リスクが4・5倍になることも同調査によって明らかにされています。大腿部頸部骨折は高齢者が寝たきりになる原因のひとつで、治療後にもとの生活に戻ることが難しいケースが少なくありません。

## 将来、要介護状態になるリスクが上がる

2005年、福岡大学医学部衛生学教室（当時）が、残っている歯の本数と要介護のリスクについての研究結果を発表しました。その内容によれば、歯が20本以上残っている人を基準の1とした場合、**歯が10～19本の人は、要介護状態になるリスクが約7倍にまでアップし、1～9本の人、0本の人は15倍以上にリスクが高まります。**歯の本数の減少は、要介護になる危険性も高めるのです。

## 死亡リスクが上昇する

2013年に65歳以上の日本人2万人を対象にしたある調査では、残りの歯が20本以上の人に比べ、残りの歯が10～19本の人は寿命が短くなる確率が1・3倍、0～9本の人は1・7倍まで上がることが明らかになりました。

寿命が短くなる原因は次のようにさまざまです。

**・歯の本数が減ってうまく噛めなくなり、消化機能が低下して食べられなくなる**

**・食べ物を誤嚥したことで細菌やウイルスが肺に侵入し、誤嚥性肺炎を発症する**
**・歯周病などの感染症が引き金となって深刻な病気を発症する**

歯の本数の減少は食生活の変化だけではなく、骨折や要介護、果てには死亡リスクが上昇する結果をもたらすのです。歯の健康がどれほど大切かがおわかりいただけるでしょう。

一方で、見方を変えれば、歯の本数を維持すれば、病気や死亡のリスクをどんどん下げられるともいえます。つまり、80歳になっても28本の歯を保つことができれば、健康な体でいることができ、寿命を延ばすことになるのです。私が「8020運動」に物足りなさを感じる理由はここにあります。**「8020運動」の「8020」よりも、「8028」を目指す。皆さんには80歳を迎えても28本の歯を維持していただきたいのです。**

# 歯の本数が少ない人ほど認知症の発症リスクも高まる

## 著名な研究「ヒサヤマスタディ」とは?

ここまで歯の本数と体の健康について関係を述べてきました。

ここからは、本書のテーマである認知症に絞って説明していきましょう。

「**ヒサヤマスタディ**」と呼ばれる、歯の健康と認知症の関係性を明らかにした著名な研究があります。

「ヒサヤマスタディ」は、1961年に九州大学が福岡県の久山町の町民を対象に始めた生活習慣病に関する調査です。同じ町民を対象に60年以上も継続して追跡調査が

図1-3

## 「ヒサヤマスタディ」の一環として 65歳以上を対象に実施した認知症調査①

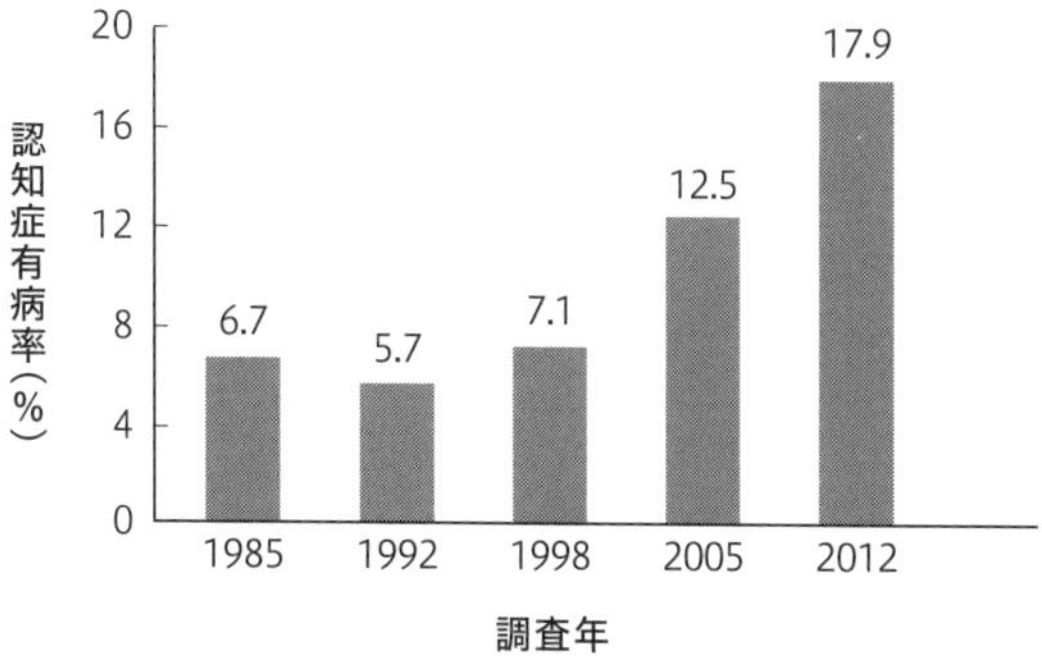


1992年以降、グラフは右肩上がりで推移しており、2012年には調査対象者の17.9%が認知症と診断された。

出所：日本医療・病院管理学会誌『わが国における認知症の実態と予防—久山町研究からのメッセージ—』より作成

図1-4

## 「ヒサヤマスタディ」の一環として 65歳以上を対象に実施した認知症調査②

| | 20歯以上 | 10〜19歯 | 1〜9歯 | 0歯 |
|---|---|---|---|---|
| アルツハイマー病患者数 | 46 | 33 | 25 | 23 |
| 粗ハザード比 | 1.00 | 1.97 | 2.66 | 4.34 |
| 調整ハザード比 | 1.00 | 1.39 | 1.73 | 1.62 |

歯の本数が少なくなるほど、ハザード比が上がっていることがわかる。

出所：Takeuchi krt al.:Tooth Loss and Risk of Dementia in the Community:the Hisayama Study,J AM Geriatrics Soc,65(5):e95-e100,2017より一部改変

行われたこと、かつ死因を正確に判断できる病理解剖率が80％以上行われたうえでの結果であることから、世界的に貴重な調査として広く知られています。
「ヒサヤマスタディ」は興味深い点を報告しています。

図1－3は、「ヒサヤマスタディ」の一環で行われた65歳以上の町民を対象とした認知症の調査結果です。

1992年から右肩上がりで認知症を患っている人の割合が上がっており、2012年には調査対象者の17・9％が認知症と診断されています。**高齢者の約5人に1人が認知症になっている**ということの結果を、同町で行われた歯科医師による口腔内検査の結果と照らし合わせてみると、驚くべきことがわかりました。

歯の本数が少なくなるほど、認知症のハザード比が高くなる傾向がわかったのです（図1－4参照）。ハザード比とは、相対的な危険度を比較するときに用いる表示方法です。簡単にいえば、数値が大きくなるほど事象の発生率が高いことを意味します。

つまり、「ヒサヤマスタディ」によって、**歯の本数が少ない人ほど、認知症を発症するリスクが高くなる傾向にあることが示されたのです。**

図1-5

**愛知県の調査で示された歯の本数と認知症発症との関係**

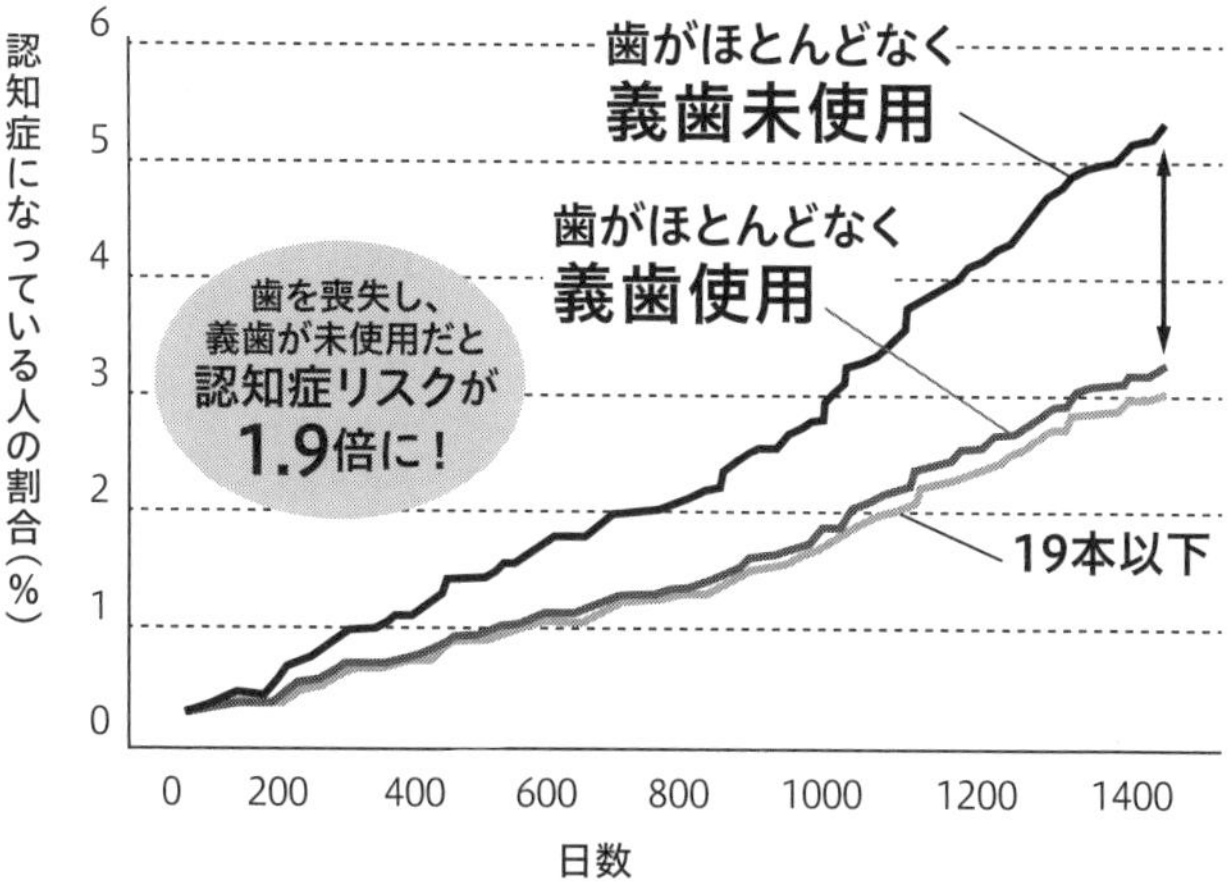


出所：日本老年学的評価研究プロジェクト『南知多町「健康とくらしの調査2013」報告書』より作成

この「ヒサヤマスタディ」の結果を裏付ける他の研究もあります。

2003年に愛知県に住む65歳以上の県民に郵送調査を行い、その後、3～4年間追跡した結果が公表されています。

図1－5は、歯がほとんどなく、義歯も使っていない人の場合、残りの歯が20本以上の人や、義歯を使用している人に比べて認知症の発症リスクが1・9倍になることを示しています。

歯がほとんどない人でも義歯を使い噛み合わせがよい状態になると、発症リスクはほとんど上がりませんでした。

この結果からも、歯の本数が少ない人ほど認知症になるリスクは高まるということがいえるのです。実際、**歯の本数と認知症に深い関係があるというのは今や医学界では共通認識となっています。**

## 歯の本数が少ない人ほど、なぜ、認知症になりやすいのか？

歯の本数が少ないと、なぜ認知症の発症リスクが高まるのか。

皆さんは、そのような疑問を抱いていることでしょう。

歯の本数と認知症発症の因果関係を簡単に説明すると、次のようになります。

歯は、歯を支えている骨（歯槽骨《しそうこつ》）と直接つながっているのではなく、歯と歯槽骨の間には歯根膜《しこんまく》と呼ばれる組織が存在します（図1－6参照）。

歯根膜は、歯で食べ物を噛んだときの力を吸収・分散し、歯槽骨に直接伝わらないようにする役割を持ちます。衝撃を和らげるクッションのような機能をイメージしていただくとよいでしょう。

図1-6

## 歯の構造

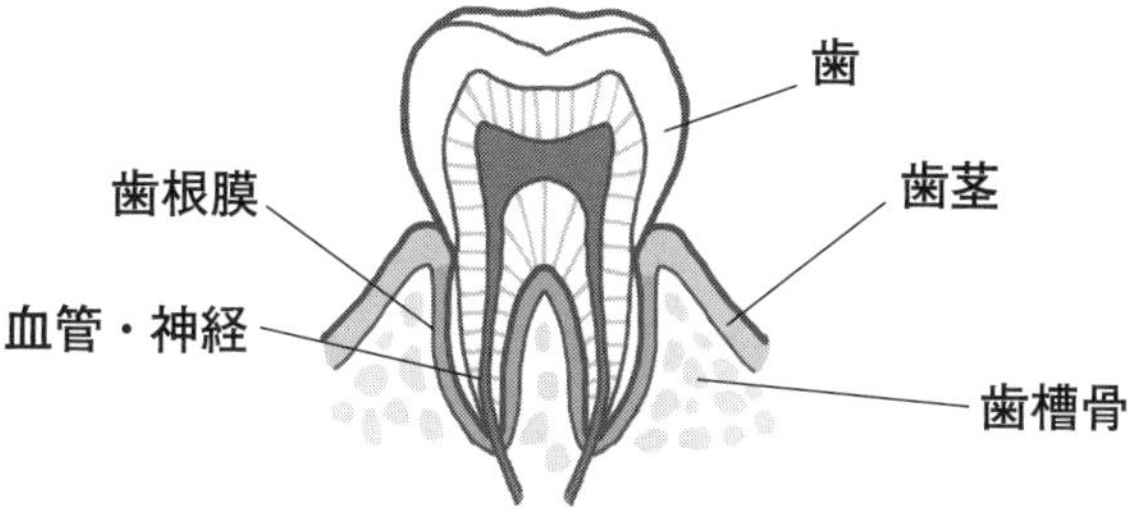


歯は歯槽骨と呼ばれる骨のくぼみに収まっている。歯と歯槽骨の間に存在する歯根膜は噛むときの力を吸収・分散して歯槽骨に伝える役割を果たしている。

図1-7

## 歯を噛む行為と脳の血流の関係

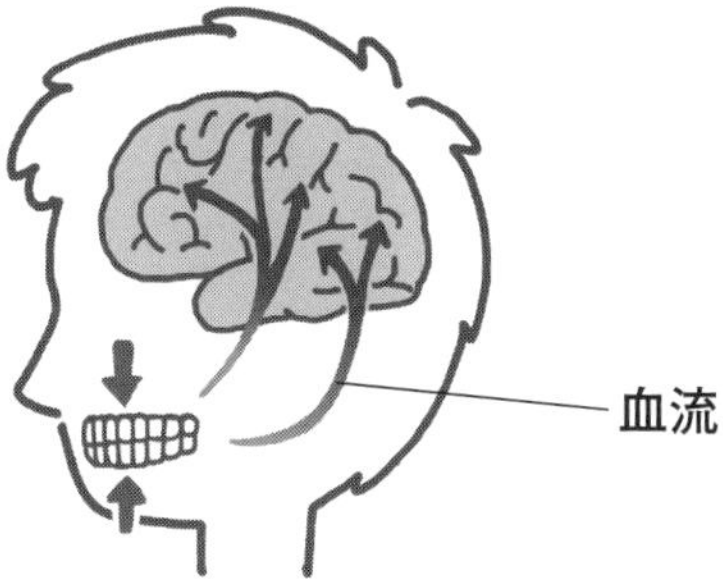


歯で食べ物を噛むと歯根膜が圧縮されて、血液が脳に送られる。血流とともに酸素も脳にいきわたり、脳が活性化する。

**歯根膜は食べ物を噛んだときの圧力などによって、脳に血液を送り出します（図1―7参照）**。子ども用のビニールプールに空気を入れるエアーポンプをイメージしてみてください。足でポンプを踏むと、空気が送られていきますよね。それと同様に、食べ物を噛むと歯根膜というポンプが押されて、脳に血液が送られるわけです。

ひと噛みごとに脳に送られる血液の量は、約3・5㏄ほどです。ティースプーン1杯が約5㏄ですから、それよりも少ないくらいの量になります。

歯根膜はそれぞれの歯とセットでついていますから、**歯の本数を保っており、よく噛む人ほど、よりたくさんの血液を脳に送ることができます**。こうして、脳は血液中に含まれる多くの新鮮な酸素を受け取って、日々のエネルギーとして使っています。

歯の本数が少ないと、食べ物を噛むという行為が限定的になります。歯根膜の圧縮による血液の循環も弱くなり、脳に血液があまり送られません。その状態が長く続くと、脳の機能も低下していき、〝脳のゴミ〟と呼ばれる物質が溜まっていきます。そのうち、もの忘れといった症状などを引き起こし、いずれは認知症が発症するリスクも高くなってしまうのです。

# 認知症で最も高い割合を占めるアルツハイマー病とはどんな病気？

## 2025年の認知症患者は約700万人にまで増加

そもそも「認知症」とは、どのような病気なのでしょうか。

「認知症」をひとつの病名と思っている人も多いのですが、実はそうではありません。**認知症とは、記憶力や判断力などの認知機能が低下し、日常生活に支障が出てくる状態のことを指します。**主な原因は、脳の病気や障害によって脳細胞の働きが悪くなることだと考えられています。

認知症患者は年々増え続けています。事実、厚生労働省は2025年に日本の認知症患者は700万人になるだろうと報告しています。

また、先ほどご紹介した「ヒサヤマスタディ」では、60歳以上の認知症ではない高齢者を17年間追跡して、健常な高齢者が生涯認知症になる確率も導いています。その結果は、なんと**55%**です。**60歳の健康な高齢者のうち、2人に1人は将来的に認知症になるということです。**夫婦ではどちらかが認知症になる可能性が高く、また、その親のいずれかが認知症になるということ。つまり、一世帯に認知症患者が2人いるという将来も十分に起こり得ます。

## アルツハイマー病が認知症の約7割

認知症にはさまざまな種類が存在します。アルツハイマー病、血管性認知症、レビー小体型《しょうたいがた》認知症、前頭側頭型《ぜんとうそくとうがた》認知症などです。そのなかで、発症する割合が最も高いのが、「アルツハイマー病」です（図1-8参照）。

**アルツハイマー病は、脳の神経細胞が変化して「海馬《かいば》」と呼ばれる部位を中心に萎**

図1-8

## 認知症の種類と割合

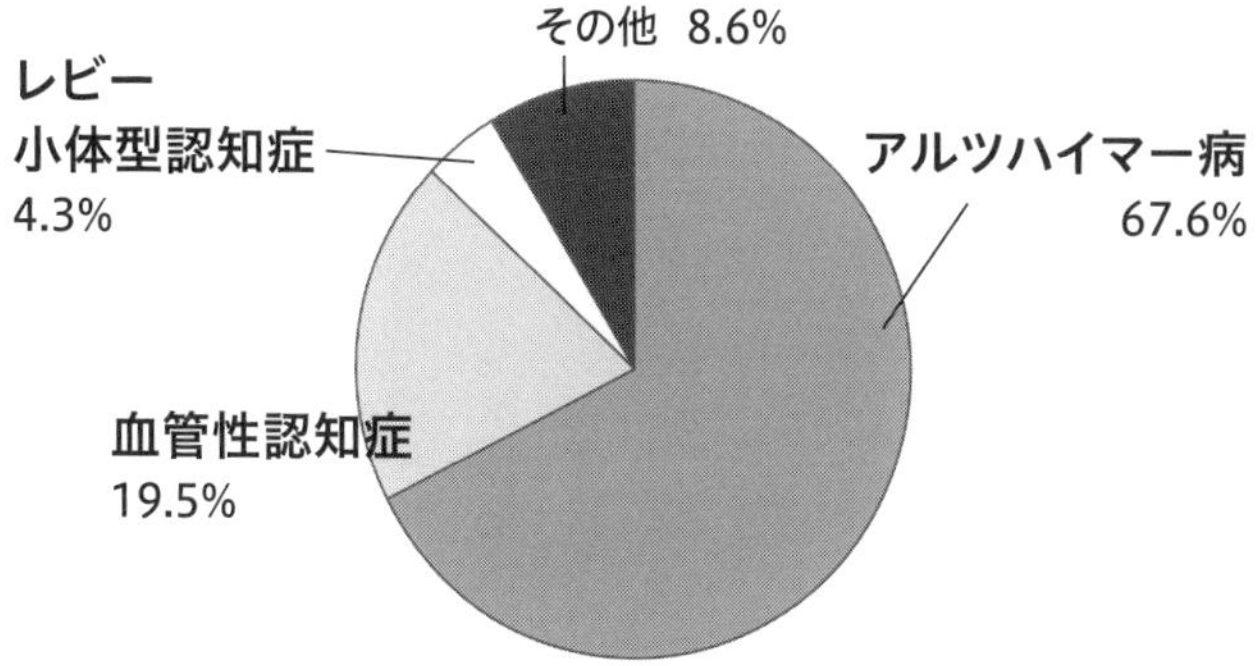


認知症のうち、アルツハイマー病が全体の67.6%を占めている。

出所：厚生労働省『認知症施策の総合的な推進について』より作成

**縮が進むことで発症します。**

「海馬」は記憶力に深く関わっている脳の器官です。**そのため、アルツハイマー病を発症すると、「あれ？ いま、何をしようとしていたっけ？」というような、もの忘れなど、記憶障害の症状が見られるようになるのです。**

アルツハイマー病の病状が進行すると、記憶障害だけでなく時間や場所がわからなくなる「見当識《けんとうしき》障害」が発生します。料理や洗濯などのやり方がわからなくなった、人の名前が思い出せないといった症状も表れてきます。症状がひどくなると、人や言葉を認識することも、食事を食事と認識することも難しくなっていきます。

また、徘徊や暴言、暴力などの症状が出ることも少なくありません。認知症は本人だけでなく、ご家族や周囲の人たちの生活にも大きな影響を与えるのです。

以前、次のような認知症患者さんがいらっしゃいました。

とても上品で身だしなみにも気を遣っていた女性が、ある日アルツハイマー病を発症しました。症状が進むにつれてご家族に汚い言葉をぶつけるようになり、自分の糞便で部屋を汚すようになってしまったそうです。奥様本来の人格がだんだんと壊れていく様を目の当たりにすることは、ご家族にとっても辛かったことでしょう。

このように病状の進行によってもたらされる人格崩壊や家族への影響こそ、アルツハイマー病が恐れられる理由のひとつです。

ちなみに、アルツハイマー病の初期症状を加齢による記憶力低下と勘違いする方もいるのですが、両者には次のような違いがあります（図1－9参照）。

加齢による記憶力低下では、「昨日の夕食は何を食べたっけ？」と、部分的な記憶が欠落します。しかし、夕食を食べたこと自体は覚えています。

図1-9

## 「加齢によるもの忘れ」と「認知症によるもの忘れ」の違い

| 加齢によるもの忘れ | 認知症によるもの忘れ |
|---|---|
| ・症状は進行しない | ・症状が進行していく |
| ・もの忘れを自覚している | ・もの忘れの自覚がない |
| ・体験の一部を忘れ、ヒントがあると思い出せる | ・体験したこと自体を忘れ、ヒントがあっても思い出せない |
| ・約束をうっかり忘れる | ・約束自体を忘れる |
| ・今日の日付がわかる | ・今日の日付がわからない |
| ・相手の名前が思い出せない | ・相手が誰なのかもわからない |
| ・日常生活に支障はない | ・日常生活に支障がある |
| ・感情的な変化はない | ・感情的になる |
| ・判断力は低下しない | ・判断力が低下する |

それに対してアルツハイマー病の場合は、「昨日の夕飯を食べていない」といったように、食事をした行為自体を忘れます。しかも、自分が忘れていることに自覚はありません。

アルツハイマー病が恐れられる理由は他にもあります。

**この病気には根本的な治療法がまだ見つかっていません。**投薬によって症状の進行をある程度遅らせることはできますが、ゆっくりと症状は進行していきます。つまり、時間の経過とともに遅かれ早かれ病状はどうしても進行してしまうのです。

# アルツハイマー病と歯周病の関係が医学界で大きな注目に

## アルツハイマー病の原因とは？

**アルツハイマー病を発症すると、まず早期に海馬の萎縮が始まります。**

海馬は大脳側頭葉《だいのうそくとうよう》という部位の深部にあり、目や耳から入ってきた新しい情報を整理するなど、私たちの記憶に関する重要な役割を担っています。

海馬を萎縮させる原因は、アミロイドβとタウタンパクというタンパク質の一種が脳内に蓄積するためだと考えられています。

アミロイドβは、脳内でつくられる物質で、健康な人の脳にも存在しています。通

図1-10

## アルツハイマー病の原因

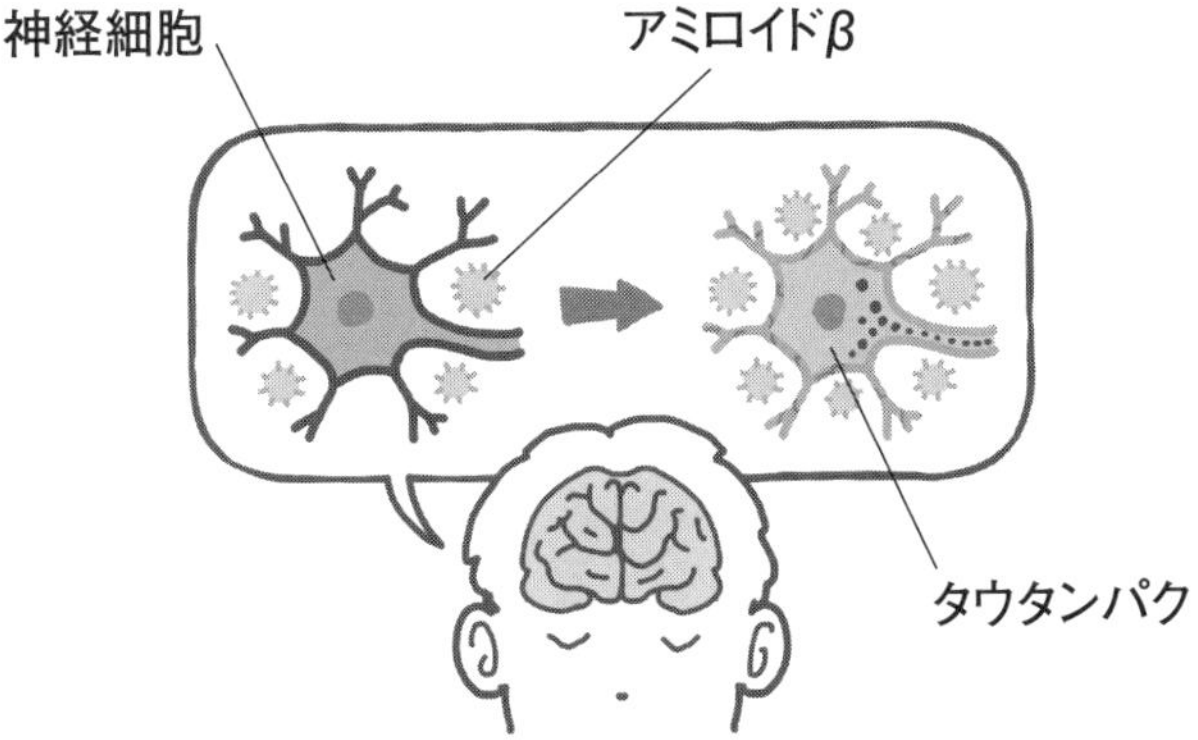


神経細胞にアミロイドβが蓄積すると「老人斑」となる。そこにタウタンパクが集まって、神経細胞が変性したり、脱落したりする。

常は脳内で分解されて短期間で排出されていくのですが、アミロイドβ同士がくっつくなどして異常なアミロイドβがつくられてしまうと、うまく排出されなくなります。これが**「老《ろう》人《じん》斑《はん》」（＝脳のゴミ）となって脳内に溜まっていきます。**

一方のタウタンパクとは、脳の神経ネットワークを構成するタンパク質です。アミロイドβが集まってできた、脳のゴミが神経細胞に蓄積すると、細胞内にあるタウタンパクが集まって、神経細胞が変性したり脱落したりすることで、脳が萎縮します。（図1－10参照）。アミロイドβとタウタンパク質が神経細胞の死を招き、アルツハイマー病の原因となるわけです。

## アルツハイマー病患者の脳から歯周病菌が見つかる

一般的に、アルツハイマー病の発症の原因は、遺伝的な要因や加齢のほか、高血圧、動脈硬化、糖尿病、喫煙などの生活習慣とされてきました。しかし、ここにきて、アルツハイマー病の発症と歯周病には、驚くほど共通点が多いことがわかってきています。

厚生労働省のデータでは、歯周病（歯周ポケットが4ミリ以上）を患っている人は40代以上で40％以上の割合を示しています（図1－11参照）。

これは、**免疫力が低下して、感染症リスクが高まっていく時期と重なっています。**口のなかにはさまざまな細菌が生息し、免疫力の存在が細菌の攻撃から私たちを守ってくれています。それが加齢とともに免疫力が低下していくことで、歯周病の発症が増えていくのです。

一方、アルツハイマー病の原因とされているアミロイドβの蓄積や老人斑の形成が

図1-11

## 歯周ポケットが4mm以上ある人の割合

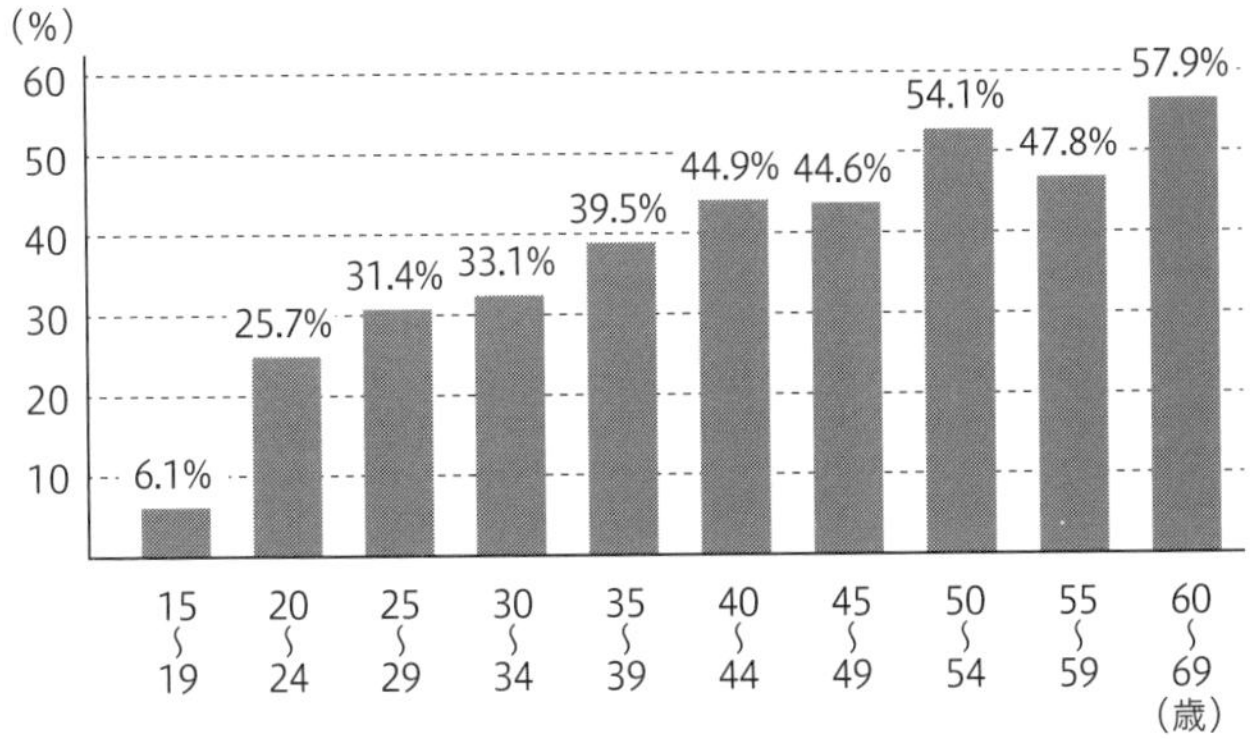


出所：厚生労働省『平成28年歯科疾患実態調査』より作成

始まるのは、アルツハイマー病が発症する約20年前だとされています。アルツハイマー病は60代から発症する確率が高まることがわかっているのですが、その20年前というと40代です。先にも述べたように、**40代は歯周病の発症率が高まる時期です**。まず、この点において歯周病とアルツハイマー病の関わりを感じるわけです。

また、34ページで歯で食べ物を噛むと脳に血液が送られるとお伝えしました。

**脳内に血液が送り込まれると、アミロイドβが脳内から早く排出されやす**

**くなるといわれています。**つまり、〝脳のゴミ〟が溜まりにくくなります。残っている歯の本数が多いと、噛む機会・回数が多くなり、たくさんの血液を脳内に送れることから、アルツハイマー病の発症リスクと歯の本数は大きな関係があるといえます。

さらに決定的なのは、2019年に発表されたアメリカの製薬会社コルテキシム社の研究チームが発表した論文です。アメリカの科学誌『サイエンス・アドバンシス』(American Association for the Advancement of Science 社)に掲載された論文によれば、**同社が調査したアルツハイマー病患者のうち、96%の人の脳から歯周病菌が発見されました。**詳しくは第3章で後述しますが、歯周病菌が生み出している酵素が、アルツハイマー病を引き起こしている可能性が非常に高いと明かされたのです。

今後、アルツハイマー病と歯周病の関係が解明されることで、新たな治療法や予防法が開発されるかもしれませんが、それにはまだまだ時間がかかることでしょう。

しかし、現在の私たちにもできる対策はあります。歯周病がアルツハイマー病の発症リスクを高めているのだとすれば、歯周病を予防・改善すればいいのです。そのためにも、まずは歯周病がどんな病気であるのかを知っておきましょう。

第2章

# 認知症にならないために知っておくべき！
# 歯周病ってどんな病気？

# 65歳以上の高齢者では2人に1人が歯周病に

## 虫歯よりも歯周病で歯を失うことが多い

本章では、歯周病とはどんな病気なのかについて詳しくお話ししていきます。**歯周病は歯周病菌という細菌が感染して引き起こされる病気です。歯茎に腫れや出血が発生し、ひどい症状では歯茎や歯を支える骨などを溶かしてしまいます。**

２０１８年に「８０２０推進財団」が実施した「永久歯の抜歯原因調査」というデータがあります。日本歯科医師会の会員である医師２３４５名による回答では、**歯が失われる原因のトップは歯周病で37・1%、2位が虫歯の29・2%という結果でし**

図2-1

## 歯が失われる原因

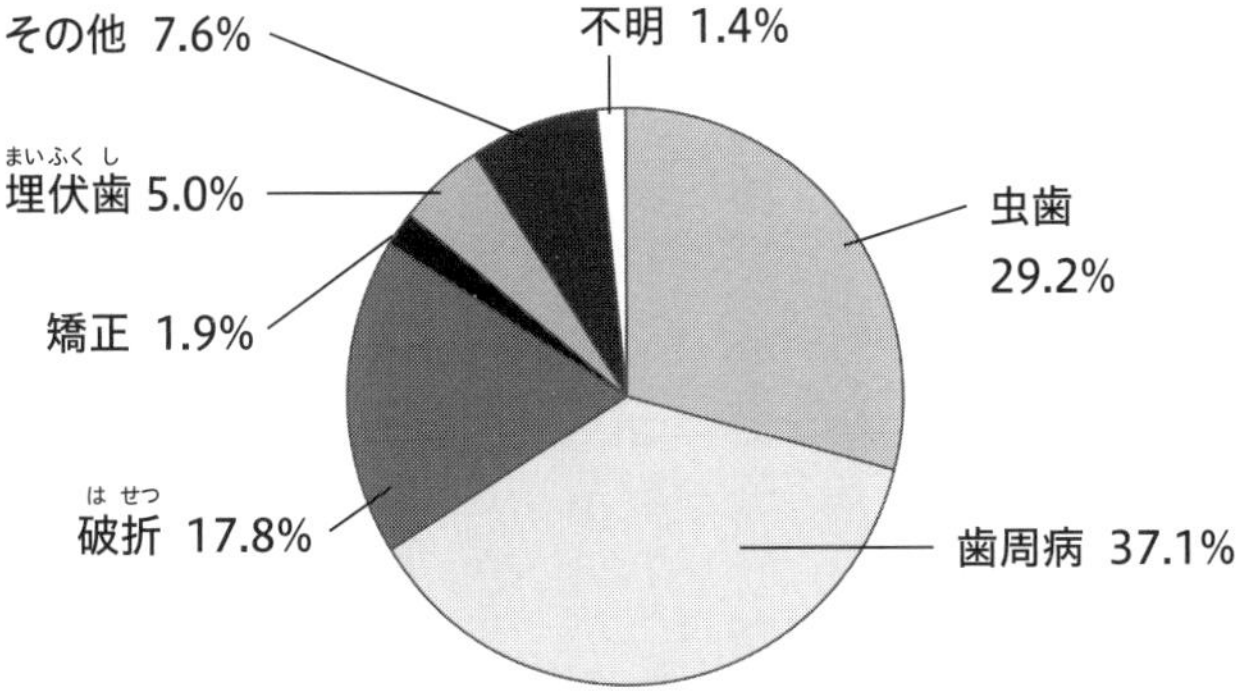


歯を失う原因のトップは歯周病で全体の37.1%を占める

出所： 8020推進財団『第2回永久歯の抜歯原因調査』より作成

図2-2

## 歯科疾患実態調査

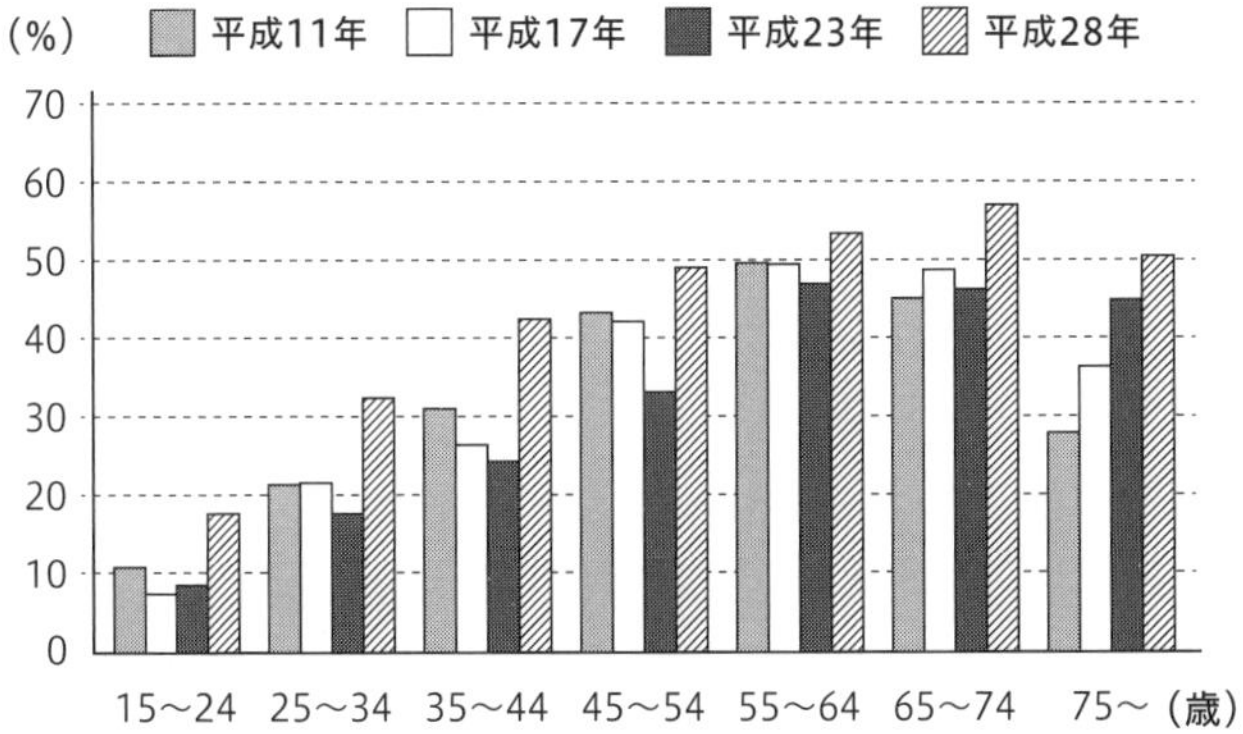


出所：厚生労働省「平成28年歯科疾患実態調査」

た（図2―1参照）。歯周病は虫歯よりも高い割合で歯を失う原因となっているのです。

歯周病にかかっている人かどうかを判断するひとつの基準は歯周ポケット（歯と歯肉の間の隙間）が4ミリ以上あるかどうかです。

図2―2は厚生労働省が6年ごとに実施している「歯科疾患実態調査」をまとめたものです。平成28年度の調査を見ると、どの年代も平成23年度の前回調査と比べて増加傾向にあることがわかります。また、年齢を重ねるほど歯周病にかかっている人の割合が増加し、65歳以上では50％以上の人が歯周病にかかっていることも読み取れます。この調査は、すでに歯周病が進行している人を対象としていますから、歯肉が炎症し始める初期の歯周病の人の数を加えれば、さらに割合は増えます。よく「日本人の成人の約8割は歯周病」といわれますが、その表現もあながち間違いではないでしょう。

## 1億の細菌が潜むプラークがバイオフィルムを形成

歯周病というと、虫歯が悪化して発症すると思っている方もいるようですが、そうではありません。ただ、虫歯も歯周病も、歯についた「プラーク（歯垢）」に潜む細菌に感染することで起こる病気という点で共通ですから、まずはそのことについて説明しましょう。

私たちの歯の表面は、図2−3のように「ペリクル」と呼ばれる薄い膜で覆われています。健康な歯は、そこに善玉菌が棲みついています。

しかし、歯磨きなどの手入れが十分でなく、汚れた状態が続くとペリクルに悪玉菌が棲みつくようになります。**悪玉菌がまとまって固まると、「プラーク」ができます。**プラークは病原菌の集団といっていいでしょう。プラークは1ミリグラムのなかに1億個の細菌が棲んでいます。

試しに自分の爪で歯の表面を触ってみてください。白いものが爪の先に付着したら、それは歯の表面にプラークがついている証です。

**プラークは唾液や歯磨きによって歯の表面から流されないように、ベタベタした膜をつくり出して歯の表面にこびりつこうとします。**これが「**バイオフィルム**」と呼ばれる膜です（図2−4参照）。

バイオフィルムが形成されると、自分で歯磨きをするだけでは取り除くのが難しくなります。歯磨き粉の殺菌、抗菌成分でもバイオフィルムのなかには入っていくことはできないため、細菌はさらに増殖し続けるのです。

## 細菌は好気性と嫌気性に分けられる

虫歯や歯周病の原因となる細菌は、バイオフィルムに守られながら活動をします。

図2－5のように、バイオフィルムに棲む細菌は2つの種類に分けられます。**ひとつは「好気性《こうきせい》」と呼ばれる菌で、酸素のある環境を好みます。もうひとつは「嫌気性《けんきせい》」と呼ばれる菌で、酸素のある環境を嫌って酸素に触れない部分＝歯と歯肉の間で繁殖します。**

虫歯の病原菌は好気性で、空気に触れる歯肉縁の外側で活動します。食べ物の糖分を食料にして増殖し、歯の表面から徐々に溶かしていくのです。

一方、**歯周病の病原菌は嫌気性で、歯肉縁のなかなど酸素に触れない部分に潜んで**

図2-3

## 歯の仕組み

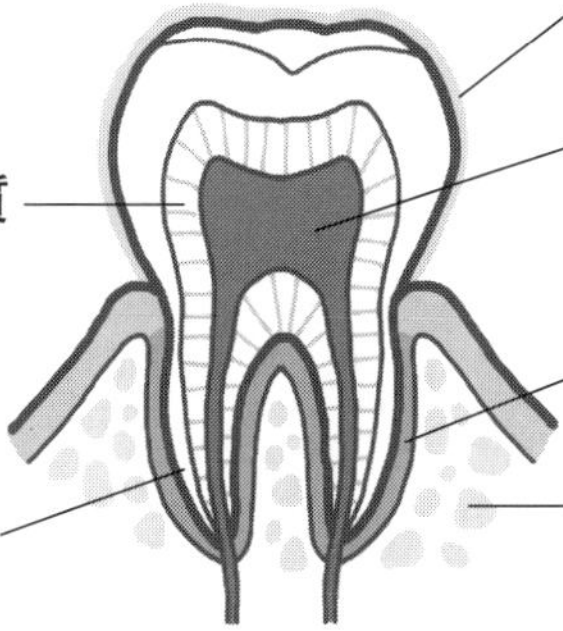


歯の表面はペリクルという薄い膜で覆われている。

図2-4

## バイオフィルムのイメージ

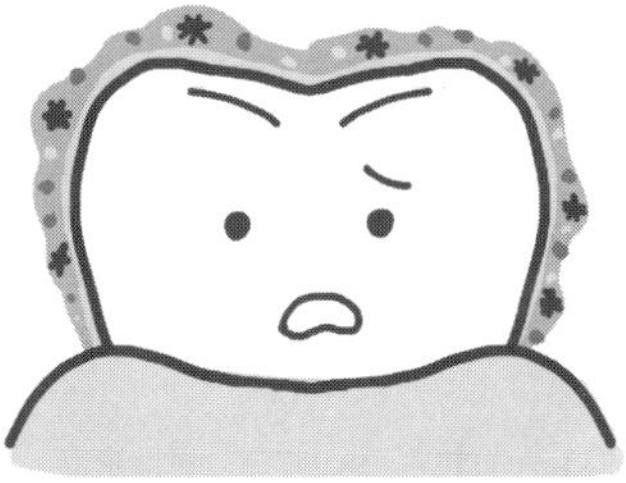

悪玉菌が固まってできたプラークが歯の表面にこびりつこうとしてバイオフィルムを形成する。

図2-5

**好気性と嫌気性**

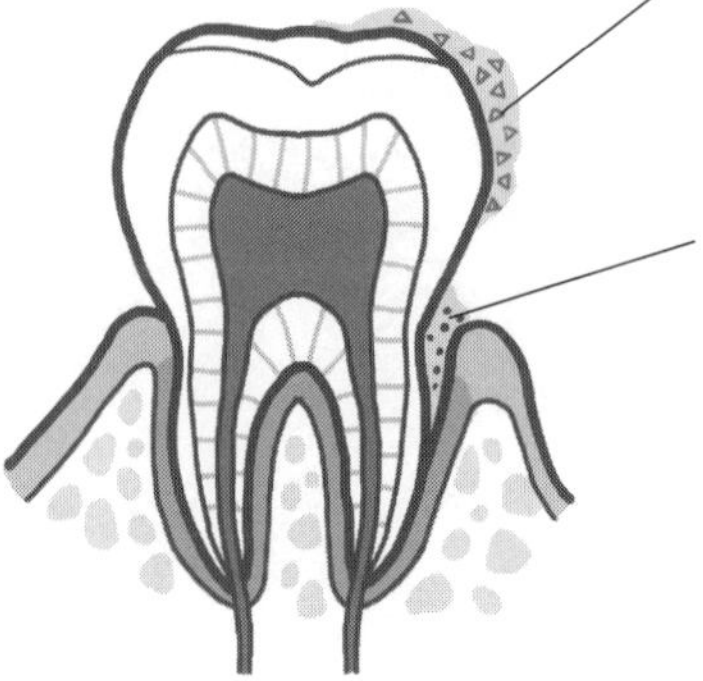
歯茎の縁より上のバイオフィルムには、好気性の菌が棲む。これが虫歯の原因となる。
歯茎の縁のなかのバイオフィルムには、嫌気性の菌が棲む。これが歯周病の原因となる。

**います**。食べ物の糖分を得られない代わりに、周囲にあるタンパク質を破壊し、そこで得られるアミノ酸を栄養源として増殖します。

虫歯も歯周病も症状が進行すれば、最終的に歯が抜けてしまいますが、そこに至るまでのプロセスは全く違うのです。そのため、虫歯には虫歯の対策を、歯周病には歯周病の対策を必要とします。

# 歯周病はキスや飛沫など日常生活で感染して発症する

## 細菌感染には「垂直感染」と「水平感染」がある

本章の冒頭で歯周病は細菌によって感染するとお伝えしました。

歯周病＝感染病だとお伝えすると、驚かれる人もいらっしゃると思いますが、事実、2001年のギネス世界記録には「世界で最も一般に蔓延している感染症」として登録されているほどです。

では、どのような経路で私たちは歯周病菌に感染するのでしょうか。

まず、口のなかの細菌が感染するルートは2つです（図2-6参照）。

**ひとつ目は幼い時期に親から感染する「垂直感染」というルートです。**お母さんが赤ちゃんのすぐそばで話しかけたりすることで唾液が飛び、お母さんの口のなかの細菌によって赤ちゃんへと感染するパターンがよく見られます。最近はこうした感染を防ぐために、お母さんと赤ちゃんが同じ食器や箸を使わないことが勧められているようです。

**ふたつ目は「水平感染」というルートです。**これは、恋人や夫婦などの間でキスをしたり、友人らと食器類を共有したりすることで感染します。

ふたつのルートの違いはいろいろありますが、大きな違いは細菌に感染する時期です。垂直感染は幼い時期に、水平感染は大人になってから起きます。

では、歯周病菌はどちらのルートで感染するのでしょうか。

**答えは水平感染です。**

歯周病菌は嫌気性の細菌で、歯周ポケットのなかに潜んでいることは先述した通りです。乳歯には歯周ポケットがないため、母親の唾液などから口のなかに入って

図2-6

**水平感染と垂直感染のイメージ**

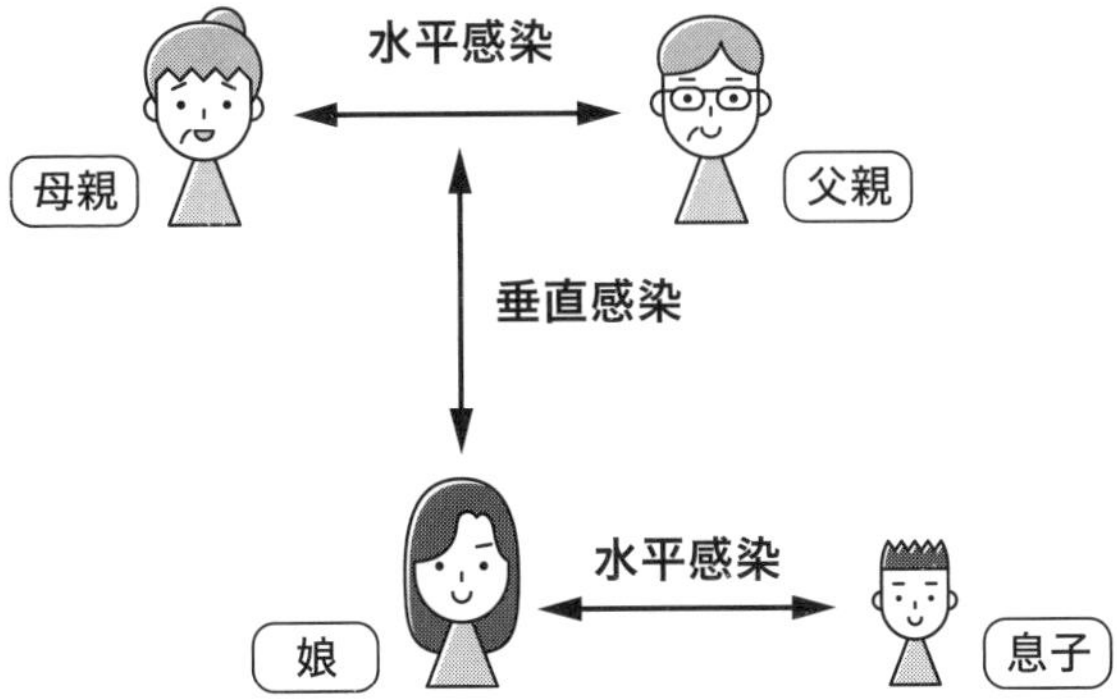


歯周病は親子や夫婦、兄妹など家族間で感染するケースがほとんどを占める。

きたとしても歯周病菌が潜める場所はないのです。

## ほとんどの人が歯周病菌を保有している

実は、**私たちの口には300～500種類の細菌が潜んでいて、それらは「口腔内細菌叢《こうくうないさいきんそう》」という細菌の集団をつくっています。**虫歯菌や歯周病菌も含まれる口腔内細菌叢は30歳前後で完成するといわれ、人によって口腔内細菌叢のバランスは異なります。

**残念ながら、口腔内細菌叢のなかに歯周病菌が棲んでいない人はほとんどいません。**そして口腔内細菌叢が完成すると、その環境が半永久的に続きます。つまり、歯周病菌を消滅させたいと思って歯磨きを頑張っても、完全には歯周病菌は消滅しないのです。

ではどうすればよいのかというと、歯科クリニックでは薬や器具などを使ってできる限り、除菌することもできます。大切なのは口内の健康な状態を維持すること。日々のお手入れをしっかり続けることで歯周病菌の増加を防ぐことができます。だからこそ、定期的な歯科クリニックでのメンテナンスの活用が重要であり、必要になってくるわけです。

# 歯周炎まで症状が進むと元の状態の歯には戻せなくなる

## 歯周炎まで症状が進むと健康な歯に戻せない

歯周病に感染してもすぐに歯茎が溶けるわけではないですし、もちろん歯が抜けるわけでもありません。歯と歯肉の間には歯肉溝《しにくこう》と呼ばれる溝があります。歯肉溝にプラークが溜まった状態で放置していると、歯肉に炎症が起こって、歯肉が歯からはがれて、溝が深まります。**こうして形成された溝が「歯周ポケット」です。**歯周病は、歯周ポケットの深さによって、進行の程度を測ることができます。

歯周病の進行にはいくつかの段階があります（図2−7参照）。

まず、初期段階では歯肉が腫れたり出血したりします。これが「歯肉炎」と呼ばれる状態です。**歯肉炎をそのままにしていると、プラークのなかの細菌が増殖して、炎症とともに歯周ポケットが深くなっていきます**（軽度の状態）。これが歯周病の始まりです。

症状が進むと、細菌が周囲を破壊しながらさらに歯肉の奥へと侵入。ついには、**歯を支えている歯槽骨までも溶かします**（中度の状態）。歯がぐらついたり、浮いているような感覚になったりするのは、歯周病が中度まで進んでいるからです。

さらに進むと、**歯槽骨が半分以上溶けて歯肉も下がり歯を支えることができなくなります。歯がグラグラと揺れて、いつ抜けてもおかしくない状態になります**（重度の状態）。

歯肉炎の状態では、炎症が治まれば健康な状態に戻すことはできます。

しかし、歯周炎にまで症状が進み、一度溶けてしまった骨は再生されることはありません。

図2-7

## 歯周病の進行過程

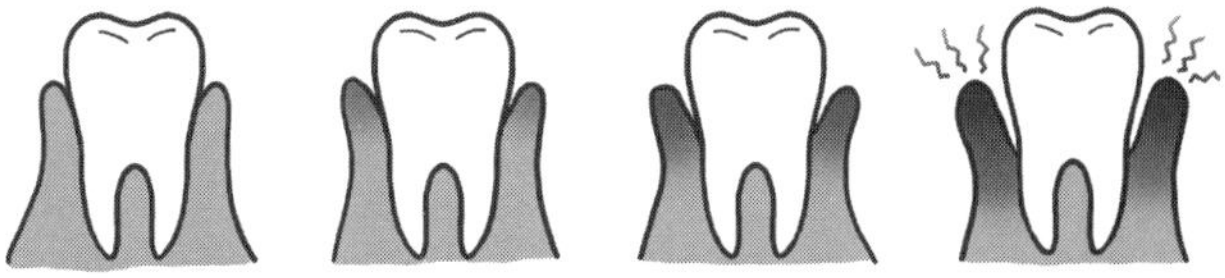

| | 健康な状態 | 歯周炎（軽度） | 歯周炎（中度） | 歯周炎（重度） |
|---|---|---|---|---|
| 歯周ポケット | 1〜2ミリ | 2〜3ミリ | 3〜5ミリ | 6ミリ以上 |
| | 健康な状態でも1〜2ミリ程度の歯肉溝はある。 | 歯肉の炎症が拡大し、歯周ポケットがさらに広がる。歯槽骨や歯根膜の破壊が進む。 | 歯を支えている歯槽骨が破壊され、歯肉が下がってくる。歯が浮いたような感覚になる。 | 歯槽骨のほとんどが溶け、歯肉も下がる。歯のぐらつきがさらに強まる。 |

最近、再生療法が進歩したことから部分的には再生可能になりつつあり、将来的にはｉＰＳを使っての大きな組織再生も夢ではなくなってきています。ただ、それでも元の健康な状態に完全に戻すことは難しいでしょう。

## 歯周病は手のひら大の潰瘍と同じ

歯周病が厄介な理由のひとつに、痛みを伴ないづらい病気であることが挙げられます。そのため、患者さん本人は歯周病になっていることにすら気づかないまま、どんどん症状が進行していくことがあります。虫歯であれば、ズキズキと歯が痛むため歯医者に行きますよね。ところが歯周病は痛みを感じることが少ないため、そのまま放置してしまうことが多いのです。

これは大変危険なことです。というのも、歯周ポケットで炎症が起きて出血しているということは、誤解を恐れずにいえば、口のなかに潰瘍《かいよう》ができているのと同じ状態だからです。潰瘍とは炎症によって皮膚の表面がめくれて、ときには出血することもある病気です。

すべての歯に深さ5ミリ程度の歯周ポケットがあるとすると、その大きさは72立方センチメートルです。**成人の手のひらと同じくらいの潰瘍が口のなかにあるといえます**。これが歯ではなく、胃だったらどうでしょうか。手のひらほどの大きな潰瘍があったら、おそらくは激痛で動けないでしょう。しかし、歯周病だとこれほど大きな潰瘍があっても痛みを感じづらいのです。

口内炎であれば歯茎に炎症が起こると、免疫細胞からの指令が大脳に送られて痛みを発生させます。**歯周病の場合では、歯周病菌の出す毒素がその指令を阻害するため、痛みが起こりにくいと考えられています。**

実際、歯周病患者の多くは初期症状に気づきません。静かに、だけども着実に進行していくことから、歯周病は別名「サイレントキラー（静かな殺し屋）」とも呼ばれる本当に怖い病なのです。

# あなたは歯周病？セルフチェックしよう

## 自覚症状はなくても歯周病の可能性も

ここまでお読みになった方は、自分が歯周病かどうか気になっているのではないでしょうか。

「自覚症状はないけど、もしかしたら歯周病かもしれない」と思った方、早速チェックしましょう。

図2－8は歯周病のチェックリストです。ご自身のお口の状態を確認しながら、当

てはまる項目をチェックしてください。

**13項目のうちひとつでもご自身の状態に当てはまるものがあれば、歯周病の可能性があります。当てはまる項目が多いほど歯周病が進行している可能性が高いです。**

また、次の条件に当てはまる方は歯周病になりやすいといわれていますので要注意です。

・中年以降の世代
・喫煙者
・糖尿病にかかっている
・歯磨きの仕方が悪い

ただ、歯周病にかかっているかどうかを判断するには、歯科クリニックの診察を受けるのが一番です。ひとつでも項目が当てはまった方は、歯科クリニックの診療を受けてみるといいでしょう。

ちなみに、わかりやすい歯周病のサインに口臭が挙げられます。

**歯周病による口臭は大変強く、1メートル離れた相手にも届くこともあります。**歯周病は一般的に「**玉ねぎや卵が腐ったような臭い**」と言われるほどの臭いを発生させます。症状が進行すると、歯周ポケットのなかで絶えず炎症が起きるようになるため、口臭はもっと強くなります。

なお、食後に口臭が気になることがあっても、あくまで一時的なものであれば問題ありません。もし口臭が気になる場合には、歯科クリニックで適切な処置を受けましょう。

図2-8

## 歯周病のチェックリスト

- □ 歯を磨くと出血する
- □ 歯を磨くと歯茎が痛い
- □ 歯茎が腫れている
- □ 歯茎が膿んでいる
- □ 歯の付け根に隙間があいている
- □ 口のなかがネバネバする
- □ 歯の間に食べ物が詰まりやすい
- □ 食べ物が噛みにくい
- □ 歯が浮いているような感じがする
- □ 歯がぐらついている
- □ 歯並びが変わってきた
- □ 口臭が気になる
- □ 口臭を家族などから指摘された

1つでもチェックがつけば、歯周病の可能性アリ。思い当たる項目が多いほど歯周病が進行している可能性があります。

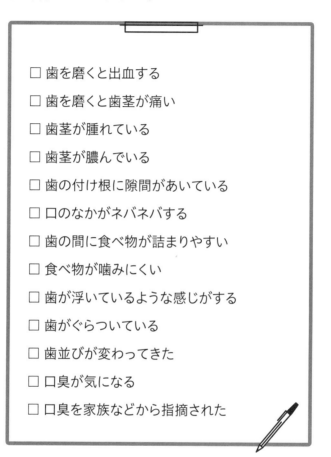

# 歯周病の毒素が全身を巡るとがんや糖尿病を発症しやすくなる

## 歯周病の炎症で「炎症性サイトカイン」がつくられる

歯周病は口のなかだけの問題にとどまらず、さまざまな病気の原因となることは先述した通りです。

**歯周病が全身疾患をもたらす大元の原因は、炎症部分でつくられる「炎症性サイトカイン」という物質です。**

そもそもサイトカインとは、病原菌に反応してさまざまな細胞から分泌されるタンパク質です。このタンパク質には細胞の情報を伝達する役割があり、免疫細胞の働きに大きく関わっています。
一方、炎症性サイトカインは、サイトカインのなかでも体の炎症反応を促進させる働きを持つタンパク質です。**歯周ポケットの炎症によって生じ、歯周病菌がつくり出す毒素と一緒に血液を介して全身に送られていきます。**

## 歯周病は全身疾患の大きな原因となる

**炎症性サイトカインや歯周病菌がつくり出す毒素が全身に広がると、さまざまな病気にかかりやすくなります。**歯周病で発症リスクがアップする代表的な病気は次の通りです。

**心血管疾患**
歯周病の人は、健康な歯の人に比べて細菌性の心内膜炎を発症するリスクが1・5〜2倍高くなります。これは歯周ポケットから体内に入った歯周病菌や毒素、炎症性サイトカインが、血液を介して心臓に移動することが関係していると考えられています。

また、心臓の血管壁が歯周病菌によって炎症を起こすと、その部分が動脈硬化を起こし、血管が狭くなったり、ふさがったりします。狭心症や心筋梗塞の原因となります。

## がん

歯周病菌や歯周病菌の毒素がつくり出す炎症性サイトカインが体のあちこちで炎症を起こし、遺伝子が損傷することで細胞はがん化していきます。

2009年に愛知県がんセンターが、歯の本数とがんになるリスクの関係性を調査した結果を発表しました。その調査結果では、歯が全くない人は21本以上の歯を持つ人に比べて、咽頭部がん（口腔がん、咽頭がん、喉頭がん）になるリスクが3倍、食道がんになるリスクが4・4倍でした。同センターの別の調査では、歯磨きを全くしない人が食道がんになるリスクは、1日1回磨く人の1・8倍、1日2回磨く人の2・5倍になるという報告もされました。さらに、横浜国立大学の研究では、大腸がんに「フソバクテリウム・ヌクレアタム」という歯周病菌が関係していることも明らかとなっています。

### 誤嚥性肺炎

誤嚥性肺炎は飲み込む力が低下している状態で起こりやすい病気で、高齢者で多くを占める死因となっています。食事などのときに唾液や食べ物が誤って気管に入ってしまうと発症するのですが、このとき歯周病菌も一緒に飲み込んでしまうと、肺炎発症のリスクはさらに高まります。

### 骨粗鬆症《こつそしょうしょう》

骨密度が低下して骨がもろくなり、骨折しやすくなる病気です。

骨粗鬆症はエストロゲンという骨代謝に関わる女性ホルモンが欠乏し、骨代謝のバランスが崩れることで起こります。歯周病によってつくられる炎症性サイトカインが骨代謝の活動に悪い影響をおよぼしていると考えられています。骨がもろくなれば、歯を支える歯槽骨ももろくなり、歯周病も進行しやすくなるという悪循環のサイクルができ上がってしまいます。

### 早産・低体重児出産

歯周病にかかっている妊婦さんの場合、歯周病でない妊婦さんと比べると早産や低体重児出産のリスクが7倍以上です。歯周病菌によってつくられた炎症性サイトカインが血液から子宮に入り、子宮を収縮させることで早産を引き起こすと考えられています。

### 関節リウマチ

関節リウマチの患者のうち、約8割の人の血液中に「抗CCP《シーシーピー》抗体」が見られます。「抗CCP抗体」は「シトルリン化」と呼ばれる変換をしたタンパク質に反応します。歯周病菌のなかには、シトルリン化を起こす酵素をつくる細菌があります。歯周病菌の酵素によるシトルリン化で抗CCP抗体がつくり出され、関節リウマチの発症が引き起こされるのではないかと考えられています。

## リーキーガット症候群

腸の粘膜に何らかの原因で穴があき、そこから細菌や有害物質などが血中に取り込まれることで起こる病気です。糖尿病や肥満、がん、アレルギー、認知症などの発症を招きます。リーキーガット症候群の原因のひとつは、小麦に含まれているタンパク質の「グルテン」という成分です。グルテンが分解されるときに「ゾヌリン」という物質が過剰に分泌され、これが腸の粘膜の細胞に隙間をつくることがあります。歯周病の原因菌を口から投与したマウスを調べた実験では、投与後に腸内細菌のバランスが崩れて、腸から出るべきではない有害物質が腸の外に漏れやすくなったことがわかっています。

元・世界ランキング1位のテニスプレイヤー・ノバク・ジョコビッチ氏は、以前、試合を棄権しなくてはならないほど体調不良の時期があったそうですが、検査でグルテン過敏症であり、リーキーガット症候群に陥っていたことがわかりました。彼はグルテンフリー（小麦を食べない）の食生活を実践したところ、体調が改善したそうです。

## 非アルコール性脂肪性肝炎

お酒を飲んでいないのに発症する脂肪肝のことです。放置しておくと肝炎を発症したり、肝臓が硬くなる繊維化を起こしたりします。歯周ポケットから血液を介して送られる歯周病菌や炎症性サイトカインが肝臓に影響を与えることで、非アルコール性脂肪性肝炎を悪化させます。

## 糖尿病

食事から摂取する糖は、私たち人間の大事なエネルギー源です。膵臓《すいぞう》から分泌される「インスリン」というホルモンは、血液中の糖を体内に取り込むサポートをし、血中の糖の濃度をある一定の範囲に維持しています。

しかし、インスリンが正常に働かないと、血液中の糖が増え、血糖値が高い状態が慢性的に続くようになります。これまで糖尿病の最大の原因は肥満といわれてきましたが、最近はここに歯周病が加えられ、2大原因と呼ばれるようになっています。

糖尿病は、膵臓から分泌されるインスリンの働きが低下して起きます。肥満細胞から分泌される炎症性サイトカインがインスリンの働きを低下させるためです。

一方の歯周病菌は、歯周ポケットの炎症から血管内に入り、全身に巡っていきます。病原菌がつくる毒素によって分泌された炎症性サイトカインがインスリンの働きを阻害します。つまり、肥満も歯周病もインスリンの働きを妨げ、糖尿病を悪化させたり、治りにくくしたりするわけです。糖尿病の人は歯周病になりやすく、また、歯周病の人は糖尿病が治りにくいという双方向の関係であることがわかっています。

## 肥満症・メタボリックシンドローム

歯周病菌がつくり出す毒素と炎症性サイトカインが全身を巡ると、脂肪を溜めやすい体質となるため、肥満につながると考えられています。肥満になると、糖尿病や高脂血症、高血圧、痛風、脂肪肝、睡眠時無呼吸症候群など、さまざまな病気を誘発します。このように肥満によって健康障害が引き起こされる状態を「肥満症」といいます。また、高血糖や高血圧、脂質異常などが重なってメタボリックシンドロームも引き起こされます。

このように、歯周病と関連の深い病気はたくさんあります。**口のなかの歯周ポケットで起こる炎症が、これだけの病気を誘発する可能性があるなんて、大きな驚きではないでしょうか。**

詳しくは次章で述べますが、実は歯周病によってつくられる炎症性サイトカインは、アルツハイマー病にも大きく関わってくる厄介な物質です。

本章では身近な感染症でありながら、私たちはほとんど気にかけることがない歯周病について説明してきました。

初期症状では痛みを感じづらいため、気づいたときには歯周病がかなり進行している状態にある人も少なくありません。歯科医師として、皆様にはもっと歯の健康に気を使っていただきたいと日々思っています。

column
コラム

# 歯周病は古代からあった

歯周病が身近な病気であったのは、実は今も昔も変わりません。

**人類と歯周病の歴史はとても古く、旧石器時代のネアンデルタール人や猿人の骨からも歯周病が見つかっています。**また、古代エジプトの王様のミイラを調べると、歯周病で歯を失ったと考えられる痕跡が認められています。

古代の人たちの歯の状況を調べてみると、身分が高く、裕福な食生活を送っていた人に歯周病が多く見られます。これは歯周病が食生活と大きく関わっていることを示しています。

NPO法人「健康情報推進機構」理事長である斉藤滋さんは、弥生時代から現在までの食事を再現し、その咀嚼回数（噛む回数）と食事にかける時間を計測しました。

弥生時代の食事を食べた際の咀嚼回数は6000回、江戸時代の食事は4000回でした。さらに第二次世界大戦の前と後の食事の咀嚼回数も調べており、戦前は2000回、戦後は600回という数値を記録しました。咀嚼回数はどんどん減少し、食事にかける時間も短くなっていたのです。

**現代人は弥生時代の人の10分の1しか噛んでいないことになります。**

噛む回数が減ると、分泌される唾液の量も減ります。唾液には口のなかをきれいにする働きがあると述べました。唾液の量が減るほど口のなかは汚れたままになりやすく、細菌も繁殖しやすくなってしまいます。

今の私たちは、恵まれた食生活を送っています。**しかし、しっかり噛む必要のない食べ物ばかりを食べていると、虫歯や歯周病になりやすいかもしれません。**

第3章

# 最新の研究でわかった！
# 最恐の歯周病菌がアルツハイマー病を引き起こす

# 最も病原性の高い歯周病菌がアルツハイマー病を発症させる！

## 最新の研究で歯周病菌とアルツハイマー病の関係が明らかに

2019年、アルツハイマー病と歯周病の関係を示す衝撃的な論文が、科学誌『サイエンス・アドバンシス』(American Association for the Advancement of Science社)にて発表されました。

論文を寄稿したのはアメリカの製薬会社コルテキシム社。アルツハイマー病患者を対象にした同社の調査で、96％の患者の脳からポルフィロモナス・ジンジバリス(以下、Pg)菌が生み出す「ジンジパイン」というタンパク質分解酵素が発見されたというのです。

Ｐｇ菌は数百という種類がある歯周病菌のなかで、最も病原性が高い細菌です。詳しくは後述しますが、マウスにＰｇ菌を投与すると、記憶を司る海馬が萎縮し、アルツハイマー患者と同様に脳にアミロイドβなどの蓄積が認められました。

つまり、歯周病菌がアルツハイマー病を引き起こす可能性があることを示しています。

歯周病菌がアルツハイマー病の原因かもしれないという視点は、それまでの医学界では見落とされていました。

**コルテキシム社の論文が発表されたのを機に、アルツハイマー病を解決するアプローチとしてＰｇ菌が注目を集めるようになり、日本を含めた世界各国でアルツハイマー病への新たな治療薬誕生に期待がかかっています。**

## 歯周病菌のなかで最も病原性が高いＰｇ菌とは？

では、認知症を引き起こすとされるＰｇ菌とはどのような細菌なのか。

図３−１のように、数百種類が存在する歯周病菌はピラミッドの形で分類することができます。これを**「歯周病菌ピラミッド」**といいます。

歯周病菌ピラミッドは、バイオフィルムの特性などによって３つの層に区分されています。

ピラミッドの上にいくほど細菌の病原性が強くなります。頂上部分に位置するグループは「レッドコンプレックス」と呼ばれ、歯を支える歯周組織を強力に破壊する危険な特性を持っています。**Ｐｇ菌もこのレッドコンプレックスに属しています。**

レッドコンプレックスには他に、Ｔｆ菌（タンネレラ・フォーサイセンシス）、Ｔｄ菌（トレポネーマ・デンティコーラ）といった嫌気性の細菌も属しているのですが、**Ｐｇ菌は３つのなかで最も厄介な存在です。**Ｔｆ菌、Ｔｄ菌も毒性が強く危険な細菌であることは変わりません。ただし、どちらの菌も歯肉や骨を溶かしなが

図 3-1

## 歯周病菌ピラミッド

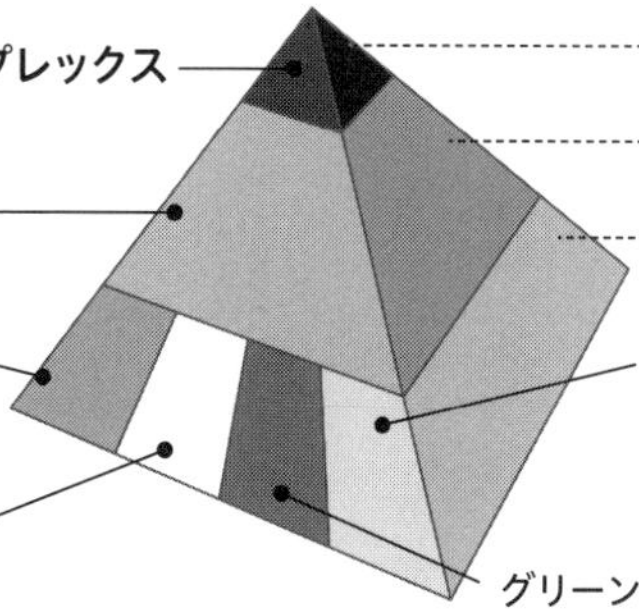


歯周病菌ピラミッドは、バイオフィルムの特性などによって3つの層に区分される。Pg菌は一番危険性が高いとされるレッドコンプレックスに属する歯周病菌だ。

らも、体内に侵入していく力を持たない、もしくは持っていても強くはありません。

一方の**Pg菌は、自らの力で血管内に侵入して全身を巡ります。**細胞のなかに侵入する力を強く持つため、口のなかで悪さを働くだけではなく、認知症、糖尿病、動脈硬化、心臓病などの深刻な病気を誘発するとされています。

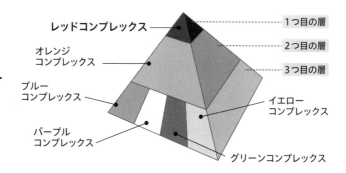

# 最恐の歯周病菌が恐れられるふたつの理由

## 歯茎の細胞を壊して歯茎のなかに棲みつくＰｇ菌

Ｐｇ菌の性質を説明するときに、歯科医は〝最恐〟と形容することがよくあります。なぜ〝最恐〟といわれるのか？　その理由は大きくふたつあります。

**ひとつは、Ｐｇ菌がバイオフィルム以外の歯周組織に生息できる細菌だということです。**

第2章で歯周病菌は酸素を嫌う嫌気性の細菌だとお伝えしました。通常、歯周病菌は歯肉縁より下に形成したバイオフィルムのなかで身を守りながら繁殖します。

図3-2

## Pg菌は歯茎のなかに侵入する

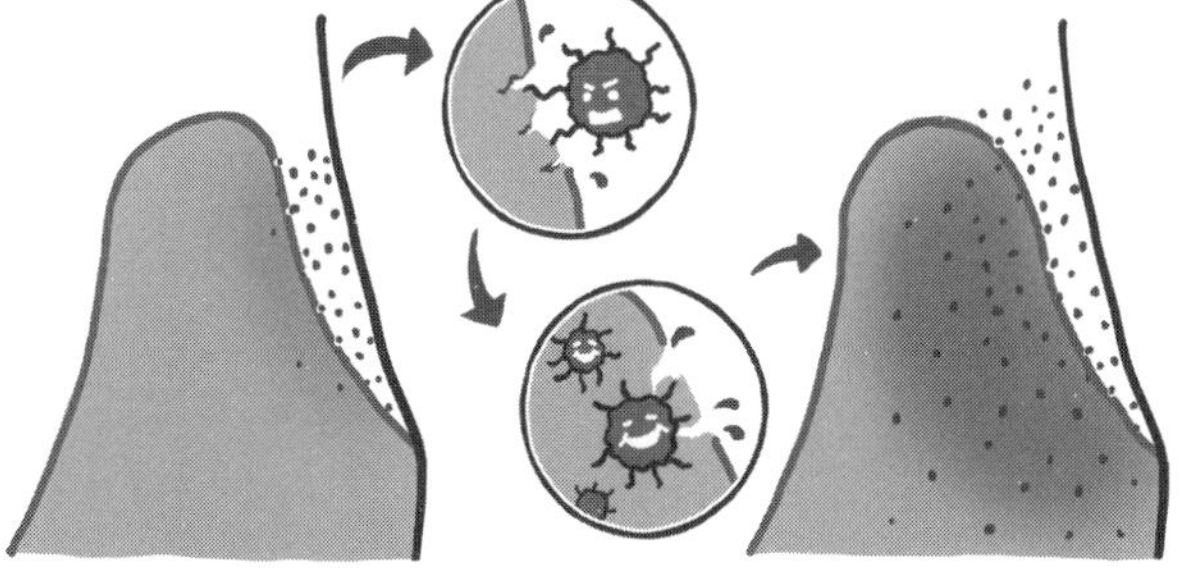

Pg菌は酸素を嫌う嫌気性だが、歯茎のなかへと自分で侵入して歯茎の細胞を破壊する。

しかし、Pg菌に限っては歯の周りの上皮細胞、すなわち歯茎のなかに自分で侵入できます。歯茎の細胞を破壊し、**歯茎のなかに棲みついてしまうのです**（図3−2参照）。

歯の表面や歯周ポケットのごく浅い部分であれば、歯磨きなどで汚れや細菌を自分でケアすることができます。しかし、**歯茎のなかに侵入してしまった細菌は、自分では退治できません。歯周病は自覚症状が伴いづらいことも相まって、どんどん歯周病が進行していくことにつながるのです。**

## タンパク質を分解する酵素「ジンジパイン」とは？

**ふたつ目の理由は、Ｐｇ菌がつくり出す強力なタンパク質分解酵素「ジンジパイン」の存在です。**タンパク質分解酵素とはその名の通り、タンパク質を分解する酵素です。

お肉を柔らかくする調味料をイメージしていただくといいでしょう。お肉はタンパク質を豊富に含む食材です。お料理好きな人なら、お肉を焼く前にパイナップル果汁に漬け込んだことがあるかもしれませんね。パイナップルにはタンパク質分解酵素が含まれています。このタンパク質分解酵素がお肉のアミノ酸を細かく切ることによって、お肉が柔らかくなるのです。

Ｐｇ菌が生み出す「ジンジパイン」も、お肉を柔らかくするパイナップルと同様の働きをします。

つまり、**ジンジパインが歯茎のなかのタンパク質を分解しながら歯周組織を破壊し、さらに歯周ポケットを深くして歯周病を進行させます。**これが粛々と進むわけですから、とても恐ろしいですよね。

歯周ポケットのなかには、歯肉から滲《にじ》み出た「歯肉溝滲出液《しにくこうしんしゅつえき》」と呼ばれる体液が流れているのですが、その成分には「アルブミン」と呼ばれるタンパク質が多く含まれています。ジンジパインがアミノ酸をどれほどの速度で分解するのかを調べるために、ジンジパインとアルブミンを混ぜ合わせた実験があるのですが、わずか4時間ほどでアルブミンが細かいアミノ酸レベルまで分解されることがわかりました。

**これは、歯周組織を壊すジンジパインの力がとてつもなく強力であることを物語っており、Ｐｇ菌が恐れられる理由のひとつとなっているのです。**

# 血液の鉄分を栄養源にして最恐のＰｇ菌は大繁殖する

## 口のなかの出血はＰｇ菌の大好物

Ｐｇ菌が歯周ポケットから歯茎の細胞へと侵入し感染が進んでいくと、歯茎は炎症を起こし出血するようになります。

厄介なことに、**Ｐｇ菌は血が大好物です。**

先ほどお話ししたように、嫌気性の歯周病菌は歯肉縁の内側に棲み、そこでタンパク質を分解して得たアミノ酸を食料にして繁殖します。Ｐｇ菌もジンジパインによって周囲のタンパク質を分解し、それを栄養源としています。

図3-3

## 鉄分を食べるPg菌

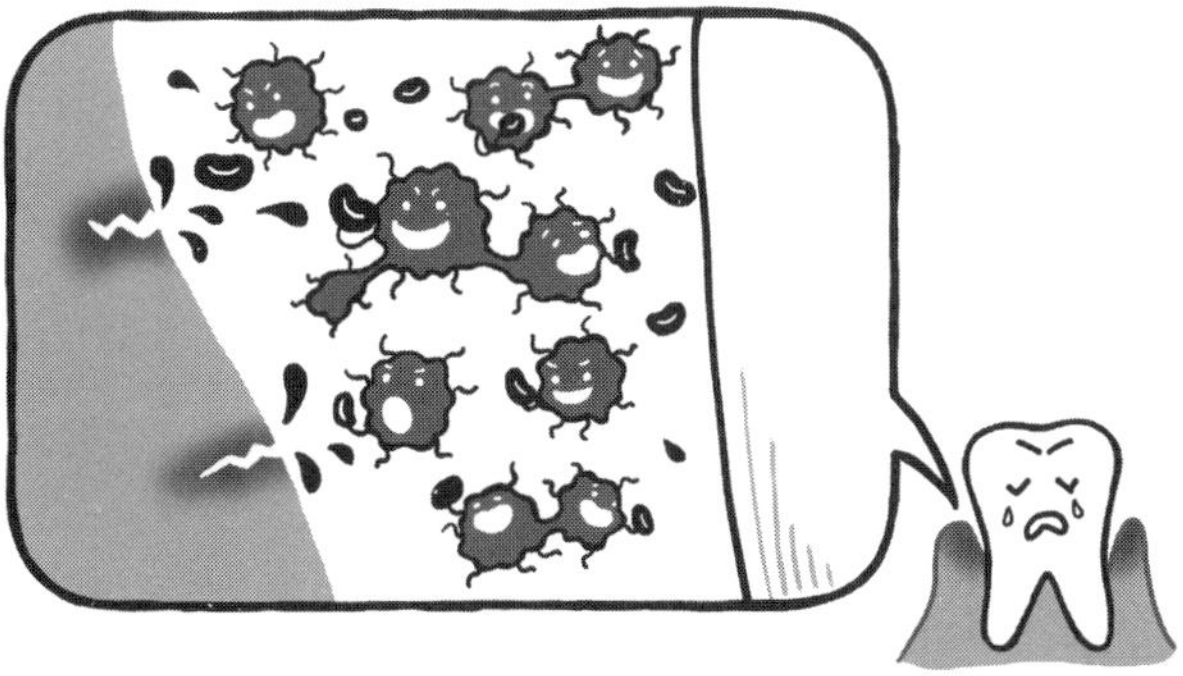

歯周ポケット内部で出血すると、Pg菌が血液のなかの鉄分を食べて増殖する。

Pg菌が繁殖し続けるために標的とするのが、私たちの血液のなかにある「ヘモグロビン」というタンパク質です。血液中の酸素を体内に運ぶ役割を果たすヘモグロビンには、「ヘム」と呼ばれる鉄分が含まれ、Pg菌はこの鉄分を食べることで力をつけていくのです（図3-3参照）。

歯周ポケット内部で出血すると、その鉄分を糧にPg菌が繁殖。歯周病はさらに進行していき、新たな炎症が発生する……。こういった具合に、負のスパイラルが発生していくというわけです。

**歯周病患者でなおかつ長期間、出血が続いている人は、Ｐｇ菌に好物の鉄分を提供していることになります。**これがいかに恐ろしい状態であるかは本書をここまでお読みになった皆さんならおわかりになるでしょう。

## Ｐｇ菌の毒素は体中を巡る

歯周病で出血が続くと、そこから歯周病菌が血液中に侵入して体中を巡ります。

Ｐｇ菌がつくり出すジンジパインは同一の場所に留まることができる性質があることから、タンパク質を分解して心内膜や血管の壁をもろくし、血管内部に侵入。もろくなった血管から血液が外に漏れ出すような事態をも引き起こすこともあります。67ページでＰｇ菌が動脈硬化、心臓病などを引き起こすと述べたのは、こういった因果関係があるためです。

そして、次のページで説明するようにＰｇ菌は体だけではなく、脳にも巡ることがわかっています。

# 強力な毒素を使ってPg菌は脳のなかに侵入する

## アルツハイマー病患者の脳にPg菌がいる

**恐ろしいことに、Pg菌の存在は脳のなかでも確認されています。**

脳のなかでPg菌がつくられるわけではありません。血液の移動を介して、口のなかから脳へとPg菌が侵入していくのです。

本章の冒頭で紹介したコルテキシム社の論文内では、健康な方の海馬とアルツハイマー病の方の海馬、さらに歯周病の方の歯茎の組織を比較しています。

それぞれにPg菌の生み出すタンパク質分解酵素「ジンジパイン」を着色したと

ころ、健康な方の海馬には着色が認められませんでした。反対に、歯周病の人の歯茎、アルツハイマー病の方の海馬には着色が確認できました。**この結果から、Pg菌は脳内に存在していることがわかり、さらにアルツハイマー病との関連も指摘できるというわけです。**

## Pg菌はどうやって脳内に侵入するのか

脳のなかにPg菌が発見されたと説明しましたが、これは実は大変な問題です。というのも、生物の最も重要な部分である脳を守るために、通常、私たち人間の脳は細菌などを侵入させない構造となっています。その構造とは次の通りです。

まず、脳の毛細血管は「血管内皮細胞《けっかんないひさいぼう》」と呼ばれる細胞によって覆われており、そのなかを血液が巡っています。血管内皮細胞にはさまざまな物質が出入りできる隙間がいくつかあるのですが、脳の血管内皮細胞に限っては、普段はピッタリと閉じていて物質の出入りを許しません。この関所を通り抜けることができるのは、酸

図3-4

## Pg菌が脳内に侵入する仕組み

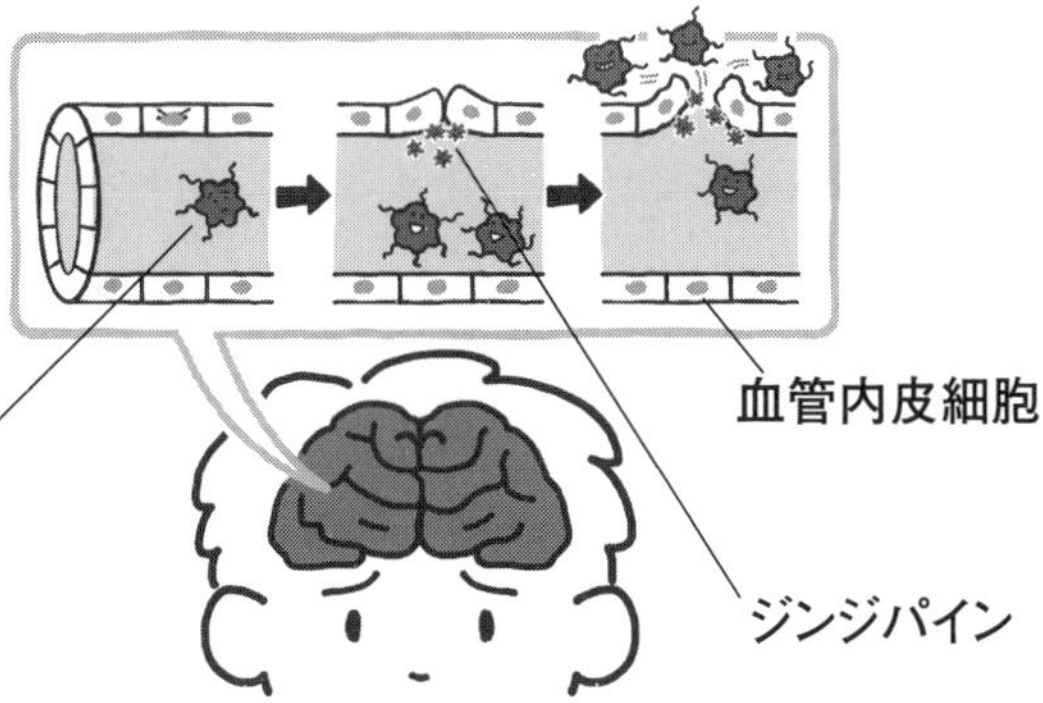


Pg 菌がつくり出すジンジパインが血管内皮細胞の隙間に付着。脳の関所の能力を低下させることで、Pg 菌は脳の内部に侵入する。

素や脳のエネルギーとなる物質だけです。脳に悪い影響を与える細菌などは基本的に通り抜けることができないのです。

つまり、脳の毛細血管は関所のような機能を持っていて、大事な脳を守っているということです。ですから、脳の構造上、脳のなかにＰｇ菌が入ってしまうのはあり得ないのですが、アルツハイマー患者のほぼ全員からＰｇ菌が見つかっているというのが現実です。

一体どういうことなのでしょうか。

**Ｐｇ菌が脳内に侵入する原因は、**

**ジンジパインの働きが影響しています。**ジンジパインは次の3つのステップで脳内に侵入すると考えられています（図3－4参照）。

**ステップ①　ジンジパインが血液を通って血管内皮細胞にある隙間に付着**
**ステップ②　その状態が長く続くことで脳の関所の能力が低下する**
**ステップ③　脳のブロックする力が弱まり、Ｐg菌が脳のなかに入る**

Ｐg菌が脳内に侵入するこのステップは次の実験で証明されています。ジンジパインを動物の体内に注入すると、血管内皮細胞が傷つけられて、血液成分が組織の外に出ることが確認されたのです。

脳内にまで侵入するＰg菌の病原性はとても恐ろしいものです。Ｐg菌が血液を巡ってからでは脳への侵入を防ぐのは簡単ではないでしょう。脳内にＰg菌を侵入させないためには、まずはＰg菌を発生させない予防が大切です。

# アルツハイマー病のリスクを減らすには最恐の歯周病菌を予防・改善する

## ジンジパインが脳のなかにアミロイドβを発生させる

脳内に侵入したPg菌とジンジパインはアミロイドβの生成にも大きく関わっています。第1章では、脳内にアミロイドβが溜まることで、アルツハイマー病が発症するリスクが高まるとお伝えしました。

このようにお話しすると、アミロイドβが大変な悪者のように思われてしまうかもしれませんが、それは違います。

**健康な人の脳であればアミロイドβは、脳を守るための防衛活動をしてくれます。**

菌や菌がつくり出す毒素と戦ったり、水銀や鉛などの重金属と結合したりして、私たちの生命活動を維持してくれるのです。

しかし、増えすぎると一転して、脳の神経細胞を破壊する働きをしてしまうという特徴があり、それが結果としてアルツハイマー病につながります。

## 炎症性サイトカインへの防御反応でアミロイドβが生まれる

脳にPg菌が侵入して、アルツハイマー病の原因となるアミロイドβがつくられる経緯は次の通りです。

まず、Pg菌が出すジンジパインに反応して炎症性サイトカインがつくられます。炎症性サイトカインには炎症を促進させる働きがあります。**アミロイドβはその炎症から体を守るためにつくり出されるのではないかと考えられています。**実際、アミロイドβは炎症性サイトカインの量に比例して増えていきます。

アミロイドβが生成されて脳内の海馬に溜まると、先述のように神経細胞が変性してアルツハイマー病の発症につながります。つまり、**歯周病菌のPg菌とそれがつくり出すジンジパインが増えるほど、アミロイドβは増えるといえるのです。**

## 歯周病の発症とアミロイドβが蓄積し始める時期は重なる

では、アルツハイマー病の発症リスクを減らすにはどうすればいいのか。

答えは歯周病の予防・改善に取り組むことです。歯周病菌の発生を抑えられれば、歯周病菌が脳にいくこともなく、アミロイドβをつくり出すジンジパインの発生も抑えられるからです。

アルツハイマー病を発症する確率が高いのは60歳以上です。そして、アミロイドβが海馬で老人斑をつくり始めるのは、アルツハイマー病を発症する20年前だとわかっています。逆算すると、アミロイドβが脳内に溜まり始める時期は、早くても40歳ぐらいからということ。**歯周病は40代以上から患者さんが増えていくことを考**

**えると、因果関係が見事に一致します。**つまり、歯周病で歯周ポケットに炎症が起こり、炎症部分からＰｇ菌が脳に運ばれたことで、アミロイドβの発生が促進されるというわけです。

歯周病は痛みを感じにくいため、自覚する頃には症状が進行しているケースが少なくありません。歯周病が進行した状態では、脳でアミロイドβの蓄積が始まっている可能性が十分にあります。

だからこそ、日常生活で歯周病を予防・改善することは極めて大切です。

一方で、すでにアルツハイマー病を発症した人に希望はないかといえば、そうではありません。実は、その点でも一筋の希望があるのです。**アルツハイマー病の進行を停滞させることを目的に、Ｐｇ菌がつくり出すジンジパインを阻害するための薬をつくる取り組みが進められています。**

第4章

# 症状の進行を止めることも期待される
# アルツハイマー病治療薬の最新事情

# アルツハイマー病を予防したり、進行を止めたりする特効薬はない

## 日本で承認されている薬は4つ

　2019年に厚生労働省が発表した「認知症施策推進大綱」では、認知症の予防とは、「認知症になるのを遅らせる」「認知症になっても進行を緩やかにする」という意味だと記されています。予防の定義を「認知症の発症を防ぐ」としていないのは、**認知症の原因がまだ詳細に解明されておらず、その効果的な対策も実現できていない状況を反映しているためといえるでしょう。**

　認知症を引き起こすアルツハイマー病は、記憶力や理解・判断力の低下などから

図4-1

## 日本で承認されているアルツハイマー病の治療薬

| | | | |
|---|---|---|---|
| コリンエステラーゼ阻害薬 | アリセプト | 軽度から高度 | 1999年に発売された最も古い認知症治療薬。神経細胞の働きの活性化を助ける薬で、記憶障害の緩和が期待できる。レビー小体型認知症にも適応する唯一の治療薬でもある。 |
| | レミニール | 軽度から中等度 | 神経細胞の働きを活性化する。記憶障害や判断力障害などの進行を遅らせる効果が期待できる。 |
| | イクセロンパッチ／リバスタッチパッチ | 軽度から中等度 | アルツハイマー治療薬のなかでは唯一の貼り薬タイプで、薬の服用を嫌がる患者さんや嚥下が困難な患者さんでもスムーズに使用できる。神経の伝達を活性化する記憶障害の緩和が期待できる。 |
| NMDA受容体拮抗薬 | メマリーなど | 中等度から高度 | 患者さんを落ち着かせ、妄想や興奮などのアルツハイマー病の中核症状の緩和が期待できる。他の3種類の薬とは作用機序（薬が効果を及ぼす仕組み）が異なり、コリンエステラーゼ阻害薬との併用が可能。 |

出所：和歌山県立医科大学附属病院　認知症疾患医療センターウェブサイト「認知症のお薬について」など各種資料より作成

始まります。症状の進行に伴って、徘徊や暴言、暴力といった行動も見られるようになり、最終的には死に至ることもある病気です。こうした病気に効果的な治療法も特効薬もないというのは、大変深刻な問題です。

そういった状況において、**現在、日本で承認されているアルツハイマー病治療薬は4つあり、大きく2つの効能に分けられます**（図4－1参照）。

ひとつは脳の神経伝達物質である「アセチルコリン」の減少を防ぎ、神経細胞の働きを助ける薬です。「アリセプト」「レミニール」「イクセロンパッチ／リバスタッチパッチ」の3つの薬品です。

もうひとつは、同じ脳の神経伝達物質ではあるものの、「グルタミン酸」の機能異常に作用する薬です。過剰に分泌するグルタミン酸を抑え、神経細胞を保護する効果を持ちます。「メマリー」などの薬品です。

ただし、**これらの治療薬はいずれもアルツハイマー病の症状を一時的に和らげることしかできず、発症を予防したり、進行を止めたりすることはできません。**また、人によっては効き目が限定的な場合もあります。

そのため、特効薬とはいえず、日本の認知症患者数の増加が止まらないのです。

## 〝夢の薬〟といわれた「アデュカヌマブ」は日本で販売見送りに

海外に目を転じるとどうでしょうか。

2021年6月、アメリカのFDA（Food and Drug Administration＝アメリカ食品医薬品局）が「アデュカヌマブ」のアメリカ国内の販売を条件付きで承認しました。アデュカヌマブは、アメリカのバイオジェン社と日本のエーザイ社が開発したアルツハイマー病の治療薬です。

先述の通り、日本では4種類のアルツハイマー病の治療薬が使われていますが、いずれも対症療法的で、病気の根本的な治療薬とはいえません。それに対して**アデュカヌマブは、アルツハイマー病の原因とされるアミロイドβに着目し、アミロイドβによってつくられる老人斑を分解し、症状の進行を抑える薬です。**アルツハイマー病の原因に直接アプローチするという点で、これまでのアルツハイマー治療薬と異なり、〝夢の薬〟と呼ばれました。

事実、アメリカでアデュカヌマブが承認されたニュースは、日本でもかなり好意的に取り上げられていました。

しかし、一方で承認当時から創薬の専門家などの間では懸念の声が上がっていました。というのも、アデュカヌマブの2つの臨床試験を行った際、途中で投与計画の変更が行われていたのです。それによって、当初は改善効果が見られないとされていながら、後から異なる解析結果が発表されました。つまり、最終的な解析をやり直す事態が発生したというわけです。

ひとつの臨床試験では効果を認めるような結果は得られませんでしたが、**もうひとつの臨床試験では78週の投与でアルツハイマー病患者の認知機能の低下が22%抑えられました。ただし、効果が認められたのは軽症の患者のみです。さらに、脳の腫れや出血などの重篤な副作用が発生する可能性があることもわかりました。**

また、アデュカヌマブには価格面での課題も指摘されています。アデュカヌマブは「モノクローナル抗体」を使った抗体医薬と呼ばれる治療薬なのですが、モノクローナル抗体の生産は非常に手間がかかるため、アデュカヌマブを使った治療には高額な費用を要します。

実際、アメリカではアデュカヌマブを1回投与するのに4312ドルかかったことがありました。日本円に換算すれば(1ドル110円で計算)、50万円弱です。アデュカヌマブを臨床試験と同じ頻度で4週間おきに13回投与すると、年間の費用が約5万6000ドル、**日本円では約620万円もかかる計算です。**

しかも、アデュカヌマブは脳の腫れなどの副反応があるため、投与している間は定期的に脳のMRIを撮る必要があります。**MRIにかかる費用などを考えれば、年間1000万円を超えることも想定されます。**アメリカは日本よりも医療費が高額という事情もありますが、日本でアデュカヌマブの使用をするとしても高額な医療費を必要とすることは間違いないでしょう。

結局、アメリカで商品化されたわずか5カ月後の2021年12月に欧州でのアデュカヌマブの販売が却下されました。日本でも〝夢の薬〟の販売承認は見送りとなっています。

# 予防効果が期待される「レカネマブ」にも課題がある

## レカネマブは予防効果も期待できる

数年前まで、アルツハイマー病の治療薬の開発は、アミロイドβへのアプローチがほとんどでした。アデュカヌマブの後も、現在開発が進められている「ドナネマブ」「ガンテネルマブ」「レカネマブ」といった薬品は、いずれもアミロイドβ、老人斑を取り除くという点で共通しています。

そのなかで、日本で話題になった治療薬がありました。

「**レカネマブ**」です。この薬品はアデュカヌマブと同様にアメリカのバイオジェン

図4-2

## レカネマブの効果

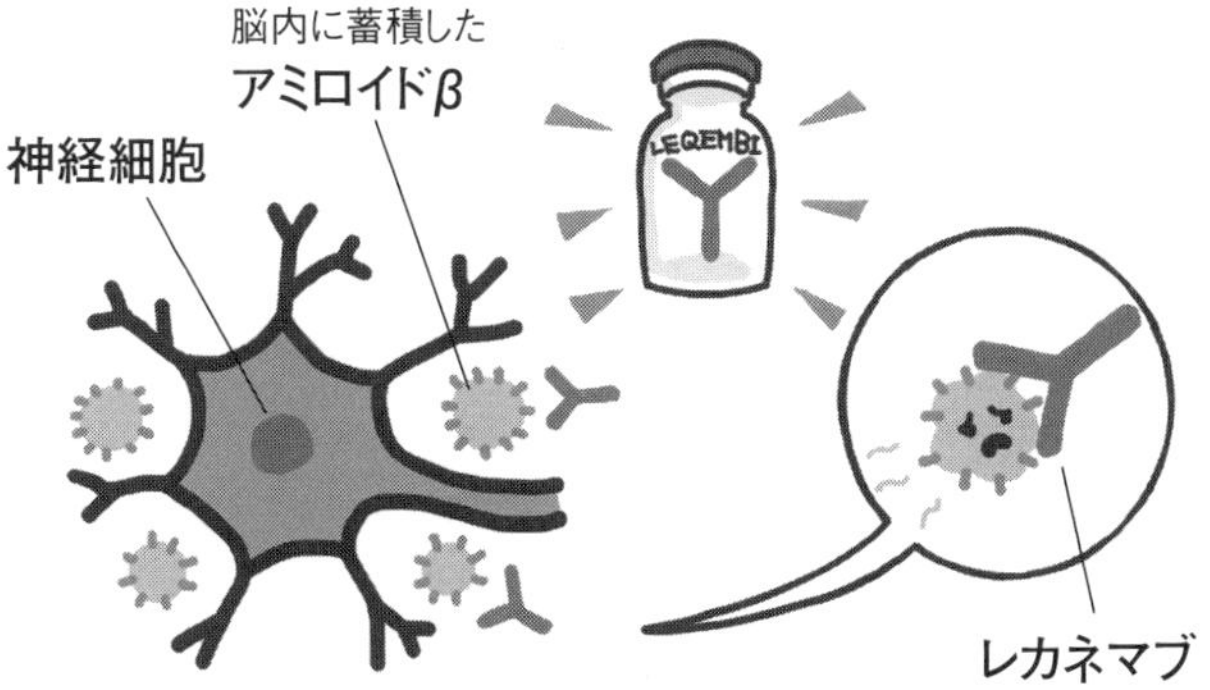


レカネマブがアミロイドβに付着して除去することでアルツハイマー病の改善を期待できる。

社と日本のエーザイ社が共同で開発しました。

両社は2022年9月に、早期アルツハイマー病患者を対象とした臨床試験の結果を発表しました。

その内容によれば、**レカネマブを投与したグループは投与していないグループと比べて認知機能の低下が27%抑制されました。**また、アルツハイマー病の進行を抑えるだけでなく、**予防効果が期待できる可能性があることもレカネマブには示されました**（図4-2参照）。

## レカネマブにも価格面や副作用の課題がある

レカネマブは、2023年1月にはアメリカのFDAが治療薬として承認し、日本では厚生労働省が優先審査の対象として指定しました。

ただ残念ながら、レカネマブにも課題はあります。これまでに開発されたアミロイドβに対する医薬品と同様に、**約20%の人に脳の腫れなどの副作用が起こる可能性があると報告されているのです。**

また、**アメリカでのレカネマブの価格は、1人当たり年間で平均2万6500ドル、日本円にすると約300万円（1ドル110円で計算）です。**アデュカヌマブに比べると費用は抑えられますが、それでも高価な薬であるといわざるを得ません。

# アミロイドβの集合を防ぐジンジパイン阻害薬がつくられる

## アミロイドβをつくる原因に直接アプローチする

アデュカヌマブやレカネマブは、脳のなかに溜まるアミロイドβを分解することでアルツハイマー病の進行を抑制します。

しかし、アデュカヌマブについては、アルツハイマー病を発症した後では、症状の進行を抑制する効果があまり期待できないことが、臨床試験の結果として発表されています。

アデュカヌマブはアミロイドβに直接アプローチする薬です。アミロイドβに直接アプローチしても症状の進行を止める効果が得られないのならどうすればいいのか。

**その課題に「アミロイドβをつくり出す原因に直接アプローチをすればいいのではないか」という新たな視点から研究に取り組んだ製薬会社こそ、前述したコルテキシム社でした。**

同社を創業したのはステファン・ドミニー氏とケイシー・リンチ氏の2人です。ステファン・ドミニー氏は、もともとHIV関連の研究をしていた神経内科医で、HIV研究の過程で抗ウイルス薬によって認知症の症状が改善されたことから、アルツハイマー病が感染症である可能性に目を向けました。そこにもともと大学院生としてアルツハイマー病の研究をしていたケイシー・リンチ氏が加わり、コルテキシム社を創業したわけです。

2019年、コルテキシム社の研究チームはヨーロッパ、アメリカ、ニュージーランド、オーストラリアの研究施設との共同研究でアルツハイマー病治療における画期的な論文（研究結果）を発表しました。

発表された内容は以下の通りです。かなり専門的な知識を必要とするため、ここでは主たる3つのポイントにまとめて紹介します。

### ①アルツハイマー病患者には脳内にジンジパインが存在する

アルツハイマー病患者の脳組織と、健康な人の脳組織をジンジパインを使って調べてみたところ、アルツハイマー病患者の脳のほうが、健康な人の脳よりも抗体に対する負荷が高いことがわかりました。つまり、アルツハイマー病患者の脳に多くのジンジパインが存在していることが明らかになったのです。

また、アルツハイマー病患者のほとんどの脳にジンジパインがあるということ、ジンジパインが多く存在するほどアミロイドβなど関連のあるタンパク質が多く存在することが、研究結果からは読み取れます。

### ②アミロイドβの集合体はジンジパインでつくられる

マウスに6週間にわたって1日おきにＰｇ菌を経口投与したところ、すべてのマウスの脳にＰｇ菌が侵入しました。さらに、脳内でアミロイドβの集合体が形成されるには、ジンジパインが必要だということも判明したのです。このことから、ジンジパインの脳への侵入を防ぐことができれば、アミロイドβの集合体の形成を抑制することができると想定されます。

## ③Ｐｇ菌は、生きている人の体内で神経感染している

軽度から中等度のアルツハイマー病と診断された10人の患者の脳脊髄液《のうせきずいえき》と唾液を収集し、Ｐｇ菌の遺伝子の存在を調査しました。なお、脳脊髄液は「脳組織の窓」ともいわれる体液です。調査では、約7割の方の脳脊髄液からＰｇ菌の遺伝子が確認され、唾液においては10人全員にＰｇ菌の遺伝子があることがわかりました。この結果から、Ｐｇ菌が生きている人の体内で神経感染を起こしていることが考えられます。

なお、同論文には他にもさまざまな内容が記載されていますが、すべてを記すこ

とは一般書の範囲を逸脱することから、本書にとって重要な部分の記載に留めます。
これらの研究結果から、コルテキシム社はジンジパインがアルツハイマー病の発症や進行に深く関係していると判断して、ジンジパイン阻害薬の開発に取り組み始めました。

## ジンジパイン阻害薬でアルツハイマー病を発症させる過程を防ぐ

ジンジパイン阻害薬は、Ｐｇ菌のジンジパインが脳の神経細胞を変性させるという考えに基づいて開発が進められました。

**コルテキシム社が試験的に２つのジンジパイン阻害薬を使って実験したところ、いずれの場合も脳の神経細胞を保護する効果が認められました。**ジンジパイン阻害薬はジンジパインの生成を防ぐ薬です。

さらに、生理食塩水、ジンジバリスをそれぞれマウスの海馬に注入する実験も行いました。その結果を分析したところ、ジンジバリスを注射したマウスは、生理食塩水を注入したマウスよりも変性した細胞数が多くなりました。しかし、ジンジパイン阻害薬を投与していたマウスに限っては、神経細胞の変性を防ぐことができたのです。

その後、**コルテキシム社はさらに性能の高いジンジパイン阻害薬「COR388」を開発します。**マウスによる生体実験では、Pg菌の感染後にCOR388を投与するとPg菌の遺伝子、アミロイドβ、炎症性サイトカインのレベルが減少することが明らかになっています。

また別の実験では、Pg菌がCOR388に耐性を獲得することがなかったことも示されました。通常、耐性を獲得した細菌を増やさないためには薬剤の量を増やす必要があります。

別の実験では、ある抗生物質に対してPg菌は耐性を獲得したのですが、Pg菌がずっと増えない状態をつくるためには、その抗生物質を1000倍にする必要があるということがわかっています。

**Pg菌がCOR388に耐性を獲得することがなかったことは、COR388は**

**継続的に使用できる薬剤である可能性があると考えられるわけです。**

このようにジンジパイン阻害薬はアルツハイマー病の治療薬として大きな可能性を秘めていることがわかり、次のステップである臨床試験を行うことになるのです。

# ジンジパイン阻害薬は臨床試験で認知症の進行を約6割抑制

## ジンジパイン阻害薬は商品化見送りへ

コルテキシム社はCOR388の臨床試験をスタートし、2021年10月にその結果を発表しました。

COR388の臨床試験は、600人を越える治験者を対象に行われました。COR388を48週にわたって投与し、認知機能や生活における判断力の評価や歯周病の評価、脳脊髄液などによるPg菌のDNAとジンジパインの測定などを実施したのです。

**臨床試験の結果は、残念ながら認知機能、生活における判断力とも優位性が認められませんでした。**そのため、COR388はアルツハイマー治療薬としての承認を受けることができていません。また、その後の臨床試験については、いまだ公表されていない状態です。

## アデュカヌマブを超える抑制率を記録

ただ、今回の臨床試験でまったく収穫がなかったかというとそうではありません。次のような画期的な結果が得られているのです。

**600人を越える治験者のうち、歯周病を患っているアルツハイマー病患者に限ってCOR388の効果を検証すると、治験開始から11カ月後には、認知症の進行を約57%も抑制することができました。**

アデュカヌマブの臨床試験では、アルツハイマー病進行の抑制率は約2割です。それに比べると、COR388はアデュカヌマブの2倍以上の数値です。これほどの効果を期待できるアルツハイマー治療薬は、今までありませんでした。

もともとコルテキシム社が治験者を集める条件に、歯周病であることは含まれていませんでした。そのため、唾液からＰｇ菌を検出できた人は全体の約37％でした。背景を考えれば、歯周病とアルツハイマー病との結びつきを、さらに強く実感できます。

今回は明確な効果が認められなかったために、承認を見送られてしまいましたが、世界中の医療専門家の多くは、ＣＯＲ３８８の臨床試験を歯周病のアルツハイマー病患者向けの治療薬として大いに評価しています。

# 日常の歯周病ケアこそがアルツハイマー病の治療につながる理由

## ゲイントライアルの結果を日常生活に生かす

コルテキシム社の臨床試験のゆくえは今後も注目すべきでしょう。ジンジパイン阻害薬の研究開発がさらに進み、医薬品として世に出ることは、アルツハイマー病の患者にとって大きな意味を持つからです。

ただ、同社は追加の臨床試験を行うかどうか明らかにしていません。ジンジパイン阻害薬が承認されて、多くの患者さんが使えるようになるには、おそらくまだ時間を必要とするでしょう。

他方、今回の臨床試験によって歯周病とアルツハイマー病の関係が科学的に証明されたことを生かさない手はありません。**歯周病であり、かつアルツハイマー病の患者は、ＣＯＲ３８８で症状の進行を約６割遅らせることができたのは事実だからです。**

## 歯周病予防でアルツハイマー病の進行を遅らせる

では、ＣＯＲ３８８の臨床試験の結果を生かす手とはなにか？

Ｐｇ菌やジンジパインがアルツハイマー病を進行させるなら、これらが増えない状態をつくればアルツハイマー病の進行を遅らせられるということです。別の見方をすれば、**Ｐｇ菌を予防したり、増殖したりしないように、歯周病ケアを行うことはアルツハイマー病の治療につながるといえます。**もっといえば、アルツハイマー病の治療をいくら行っても、歯周病によってＰｇ菌が増殖し続ければ、脳の神経細胞にも悪影響を与え続けます。

つまり、アルツハイマー病になりたくなければ、早いうちに歯周病ケアを行うことが重要です。歯周病は、日本人では30代を迎えてから増加する傾向にあり、65歳以上では2人に1人がかかっている病気です。その予防は一朝一夕では済みませんが、日常生活でできることはたくさんあります。

次章では歯周病予防の考え方、セルフトレーニングとケアをご紹介していきます。

# 第5章

# 歯周病を予防&改善する
# プロが教える正しい歯磨き方法

# 脳と体の健康を守る歯周病予防は日常的なケアが大切

## 日々のケアを怠るとすぐバイオフィルムが形成される

**本書で再三述べてきましたが、アルツハイマー病になりたくなければ、まずは歯周病にならない口内環境をつくることが大切です。**歯科医である私は、一人でも多くの方にこの意識をしっかりと持っていただきたいと願っています。

普段のケアがどれだけ大切なのかをよく理解できる実験があります。

ある歯科医院で、歯科衛生士が一定期間、口内のケアを停止しました。

すると、**翌日には歯の表面にバイオフィルム（49ページ参照）が形成されました。3日後には口内のあちこちに軽度の炎症が見られ、2週間後には軽く触れただけでも出血するほどになったのです。**

私たちが食事をし、歯の表面に食べカスが付着すると、それから約20時間後にはバイオフィルムが形成されます。バイオフィルムが一度形成されると、なかなか壊すことができません。バイオフィルムの形成を防ぐにはしっかり食べカスを取り除くことが大切です。

ちなみに、実験を行った歯科衛生士が健康な歯の状態に戻すには2週間もの時間を要したとのことです。

口腔ケアのプロである歯科衛生士でさえ、日々のケアを怠ると短期間で口内環境が著しく悪化するのです。毎日のお手入れがどれだけ重要かをわかっていただけることでしょう。

**歯周病は脳に悪い影響を与えるだけでなく、さまざまな病気をも誘発します。そのため、歯周病予防は健康な体づくりの「基本のき」といっても過言ではありません。**

歯周病予防で最も重要なのは、口のなかをきれいにする歯磨きです。

そこで、ここからは私が患者さんにアドバイスをしている歯磨きの方法を紹介していきます。毎日のケアを心がけて、歯周病を上手に予防していきましょう。

# 意外と知られていない歯磨きの正しい手順を押さえる

## 歯ブラシの前に歯間ブラシとデンタルフロスを使う

皆さんは歯磨きをするとき、どのような手順で行っているでしょうか？

クリニックにいらした患者さんにお聞きすると、歯磨きを終えた後にデンタルフロスや歯間ブラシを使うという方が多くいらっしゃいます。デンタルフロスに歯間ブラシなどをお使いになるのはとてもよいことなのですが、私が推奨する歯磨きの順番は真逆です。**まず、歯間ブラシとデンタルフロスを使って歯の汚れをある程度取り除いてから、最後に歯ブラシを使って磨き上げるのです。**理由は、歯周病のリスクが高い部分の汚れを取り除いた後に歯ブラシをしたほうがよりきれいになるためです。

歯ブラシは歯の表面を磨くには適していますが、歯と歯の間の汚れまではうまく取れません。歯と歯の間に汚れが残ってしまうと、細菌が繁殖しやすくなってしまいます。ですが、磨いた後に歯と歯の間の汚れを歯間ブラシやデンタルフロスでケアしても、今度はまた口内に汚れが残ることになります。これではせっかく磨いたのに残念な状態になってしまいます。そのため、先に汚れを取って、磨いてあげるというわけです。歯間までしっかりケアをしている人は、それだけ長生きできるという研究結果もあります。ぜひ、歯間ブラシやデンタルフロスを使い、歯ブラシと合わせて歯間のお手入れも行っていきましょう。

ただ、毎回歯間ブラシとデンタルフロスを使うのは面倒に感じますよね。ですから、**歯間ブラシとデンタルフロスは1日1回程度を目安にするといいでしょう。**

1日1回の頻度には、ちゃんとした根拠があります。

歯の表面についた食べカスが表面につくと、それが4~8時間ほどでプラークに変わります。20時間ほど経つとバイオフィルムが形成されて細菌の毒性が強くなります。1日1回しっかりとケアをすれば、バイオフィルムが形成される前に汚れを取ることができるというわけです。

ちなみに私の場合は、朝はデンタルフロスと歯ブラシ、お昼は歯ブラシのみ、夜は歯間ブラシと歯ブラシを使うようにしています。このように歯間ブラシとデンタルフロスを一緒のタイミングで行わなくても問題はありませんので、ご自身のライフスタイルに合わせて取り入れてみてください。

なお、歯磨き粉を使う必要はありません。

歯磨き粉を使うと唾液を何度も吐かないといけなくなり、歯磨きに集中しづらくなるからです。もしどうしても歯磨き粉を使いたい場合は、虫歯予防に効果があるフッ素入りの商品を選ぶといいでしょう。

## 歯間ブラシとデンタルフロスの選び方

歯間ブラシとデンタルフロスの選び方についてお話ししましょう。

歯間ブラシには、ストレートタイプとL字タイプがあります（図5－1参照）。**前歯はストレートタイプ、奥歯はL字タイプのほうが使いやすいです。**ストレートタイプは自分で持ち手の部分を曲げられる商品もあるので、好みの角度に曲げて奥歯に使ってもいいでしょう。

ブラシのサイズは直径0・6～2ミリまでが主流です。無理に差し込むと歯茎を傷つけてしまうことがあるので、**使い心地を試しながら、自身の歯と歯の隙間に合ったサイズの歯間ブラシを選んでいきましょう。**

鏡で自分の歯を確認していただくとわかりますが、歯と歯の隙間は均一ではありません。隙間の広い部分もあれば、狭い部分もあります。2、3種類の歯間ブラシを使い分けましょう。

歯と歯の間にある程度、隙間があれば歯間ブラシが入りますが、隙間が狭いと歯間ブラシが入らずお手入れが難しくなります。その場合にはデンタルフロスを使います。デンタルフロスには持ち手のあるホルダータイプと、指に巻いて使うロールタイプがあります（図5－2参照）。ホルダータイプにはF字タイプとY字タイプがあり、

図5-1

## 歯間ブラシの種類

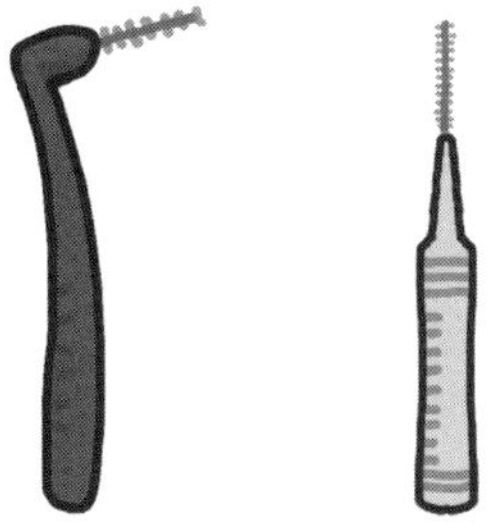


前歯はストレートタイプ、奥歯はL字タイプの歯間ブラシが使いやすい。

図5-2

## デンタルフロスの種類

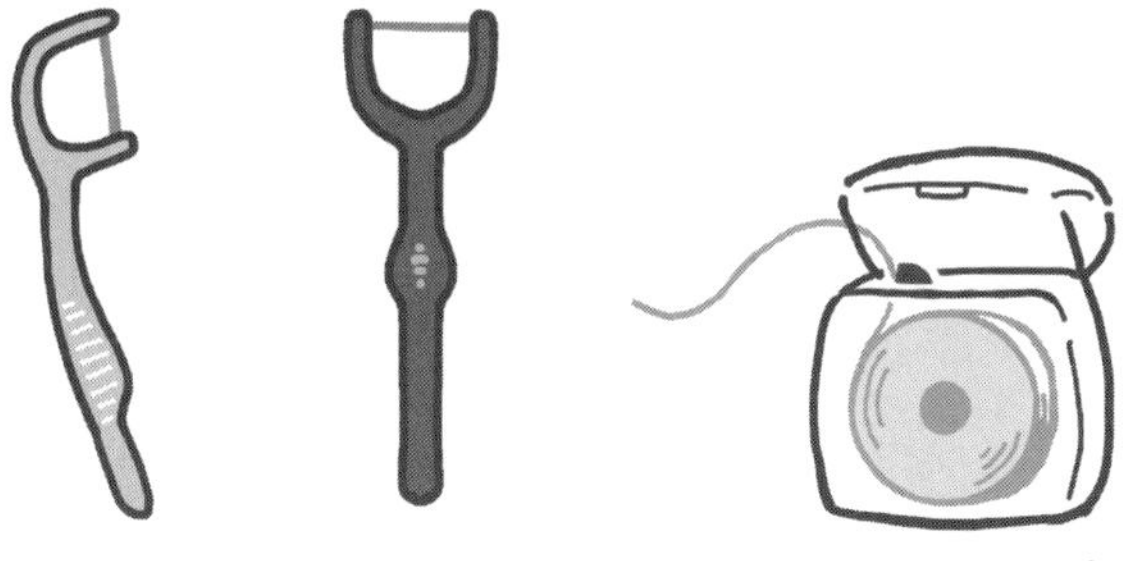


F字タイプは前歯に使いやすく、Y字タイプは奥歯に使いやすい。ロールタイプは手元が滑りづらいワックスなしを選ぶとよい。

F字タイプは前歯に使いやすく、Y字タイプは奥歯に使いやすいようにつくられています。

ロールタイプでは、フロスにワックスがついているタイプとついていないタイプがあります。**歯垢や汚れをかき出すには、手元が滑らない後者がおすすめです。**

## 歯ブラシの選び方

ドラッグストアに行くと、ヘッドの大きさや毛質、毛の硬さなどが異なるさまざまな種類の歯ブラシが陳列されています。歯ブラシを選ぶときには次のポイントを重視しましょう。

### コンパクトなヘッド

ヘッド部分が小さい歯ブラシを選びましょう。ヘッド部分が大きいと奥歯まで届きづらいためです。ヘッド部分が小さいと歯の隅々まで磨くことができます。

## ナイロン製のブラシ

動物の毛を使った歯ブラシがあります。自然素材のほうが歯にやさしくていいのではと考える方もいらっしゃるのですが、毛のコシが弱く、吸水性が高いという難点があります。ブラシに溜まった水分は細菌が繁殖する温床となります。ナイロン製のブラシを選ぶのが無難です。

## ブラシの毛は超極細で柔らかいタイプ

一般的な歯ブラシは毛の直径が約0・2ミリほどですが、直径0・007ミリ程度の超極細の毛をおすすめします。細い毛のほうが歯周ポケットのなかにまで毛先を入れることができ、汚れをかき出すことができるためです。

また、ブラシは柔らかい毛のものを選びましょう。硬い毛のブラシでは歯茎を傷つけてしまう危険があります。

## 電動より手動で磨く

電動歯ブラシは振動が強すぎて手元の感覚をつかみづらい特徴があります。目的とする部分に毛先が届いているか、強く磨きすぎていないかなどは、自分の手で磨いたほうが正確にコントロールできます。

なお、毛の細い歯ブラシはやさしく磨ける反面、普通の歯ブラシと比べて消耗が早くなります。普通の歯ブラシなら1カ月程度は持ちますが、毛の細い歯ブラシは2週間程度でブラシの毛先が開きます。そのまま使い続けると、だんだん歯垢《しこう》を落としにくくなり、歯垢の除去率は6割まで減少してしまいます。そのため、**2週間を目途に交換する習慣をつけましょう**。ランニングコストを気にされるかもしれませんが、歯ブラシの価格は1本200円か300円程度です。

例えば、私たちがカフェや喫茶店でコーヒーを頼めば300円ぐらいはかかりますよね。実際、歯の本数が20本以上ある人と4本以下の人では生涯医療費に1000万円もの差が出ることがわかっています。そのことを考えれば、月1〜2回カフェや喫茶店に行くのを我慢してもいいと思いませんか。

# 歯ブラシの毛先がつぶれないソフトな力で歯を磨く

## 歯間ブラシは歯茎を傷つけないようにやさしく動かす

歯間ブラシ、デンタルフロス、歯ブラシを揃えたら、実際に歯磨きをしてみましょう。まずは歯間ブラシを使います。

図5−3のように歯と歯の間に歯間ブラシを差し込んだら、そのまま10回程度前後に動かします。少し左右に角度をつけて動かしながら、隅々までブラシが当たるようにしましょう。

注意点は**力任せに動かさないようにすることです**。強い力で歯茎を傷つけてしま

図5-3

## 歯間ブラシの使い方

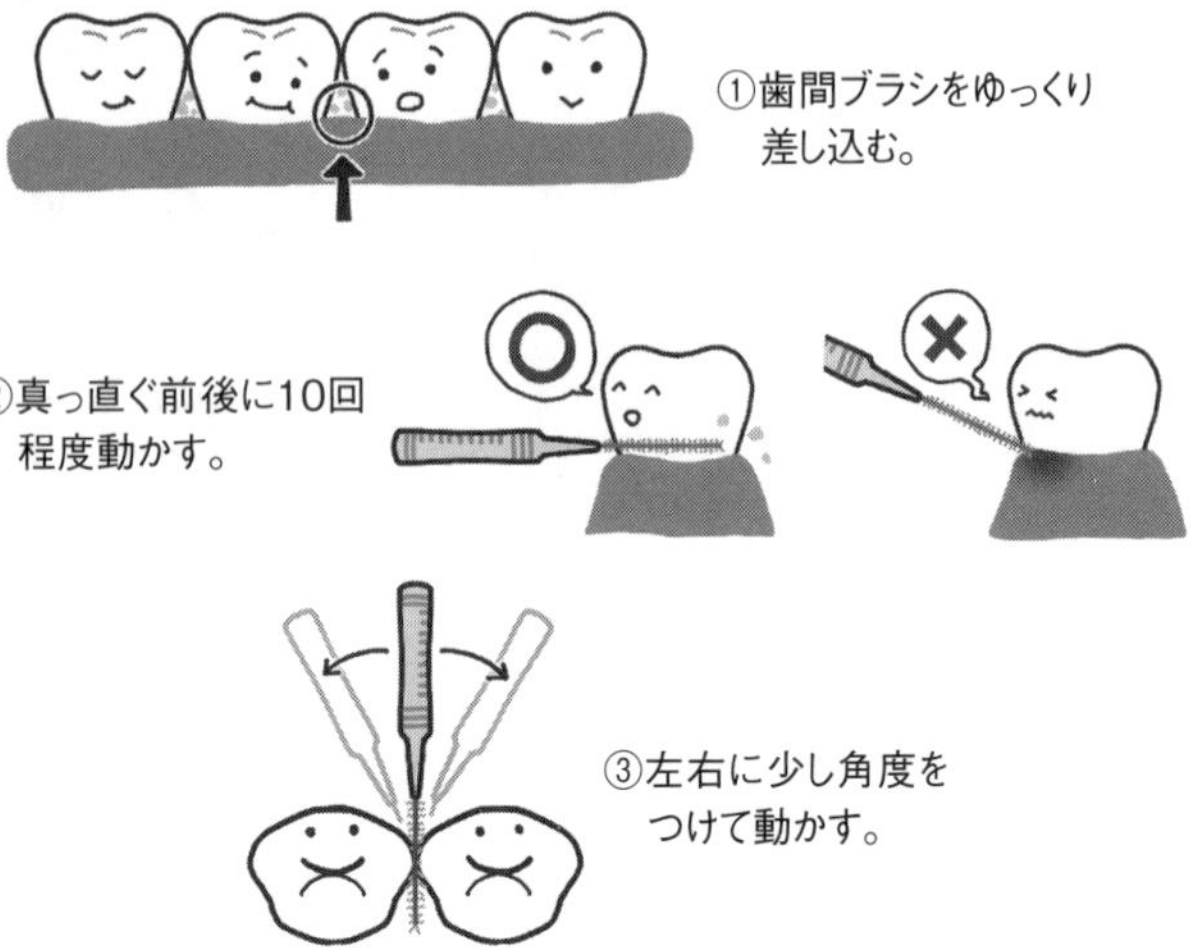
①歯間ブラシをゆっくり
差し込む。
②真っ直ぐ前後に10回
程度動かす。
③左右に少し角度を
つけて動かす。

うと、腫れたり、出血したりする場合があります。軽い力でやさしく動かすことが大切です。

初めて歯間ブラシを使った方に使用後のブラシを嗅いでいただくと、「すごく臭い」と言って驚かれます。私たちの歯と歯の隙間は何もしないとそれだけ汚れているということです。臭いは繰り返し掃除しているうちに、だんだんしなくなります。

なお、歯間ブラシは、歯茎のマッサージ効果も期待できます。ブラシの刺激によって、歯茎が引き締まって歯周病予防にもつながります。

## デンタルフロスはゆっくり動かし歯垢や食べカスを取る

歯間ブラシの次はデンタルフロスです。ここではロールタイプを使って説明します。図5－4のようにゆっくりと歯と歯の間にデンタルフロスを入れていきます。**歯周ポケットのなかに1ミリぐらいまで入れるようにして、前後に動かしながら歯垢や食べカスを取るようにしてください。**デンタルフロスに歯垢や食べカスがついた場合は、指に巻いたフロスをずらして使うようにしましょう。

デンタルフロスも歯間ブラシと同様に、歯と歯の間隔が狭いところに無理に押し込もうとすると、力がかかりすぎて歯茎を傷つけてしまうことがあります。デンタルフロスをゆっくりやさしく動かしながら歯茎を傷つけないようにしましょう。

歯間ブラシもデンタルフロスも上手に使えるようになるには、正しい感覚をつかむ必要があります。

**できれば最初は歯科クリニックで歯のクリーニングをお願いし、その際に歯科衛生士に正しい使い方の指導を受けるといいでしょう。**歯間ブラシやデンタルフロス

図5-4

## デンタルフロスの使い方

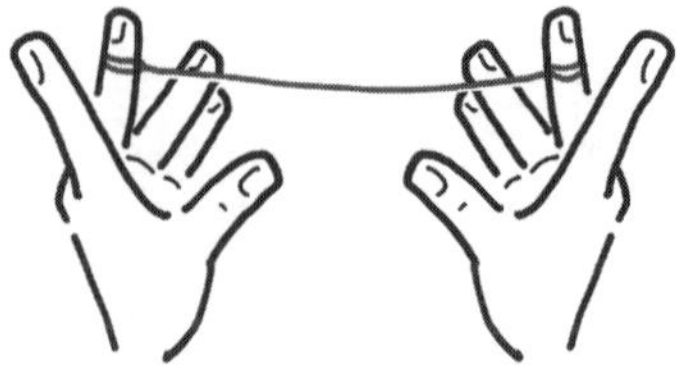

①デンタルフロスを40cmほど取り出し、左右の中指に巻き付けて、中指と中指の間隔を15cmくらいにする。

②親指と人差し指でデンタルフロスの端を持ち、間隔を1～2cmくらいにする。

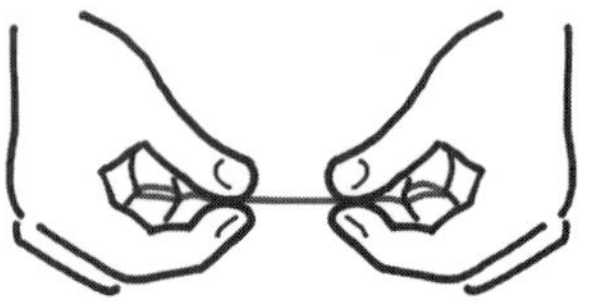

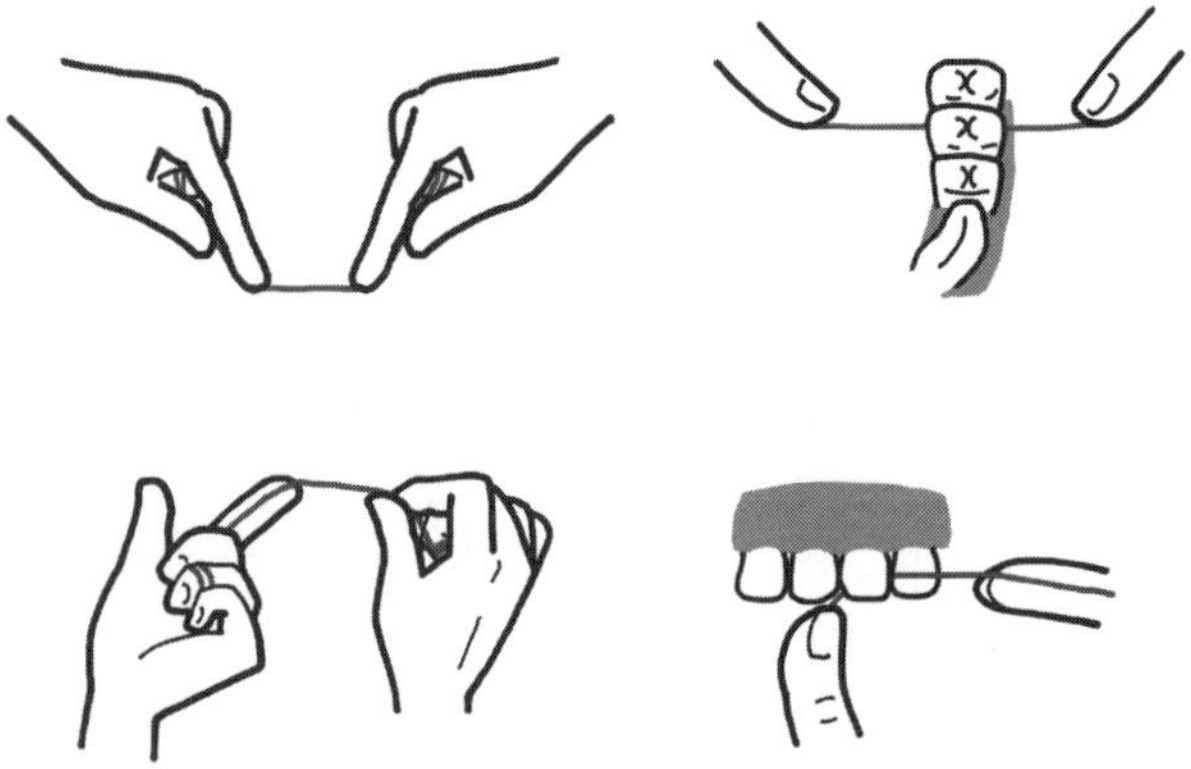

③歯と歯の間にデンタルフロスを入れて、ゆっくりと動かして歯垢や汚れを取り除いていく。

の力の入れ加減は、実際にやってみないとわからないためです。また、選び方、使い方で何か疑問に感じた点があれば、遠慮なく歯科衛生士に質問しましょう。

## 歯ブラシはバス法で歯を磨く

歯間ブラシ、デンタルフロスと終わったら、歯ブラシでしっかりと磨きます。

歯磨きの方法にはいくつか種類があり、**ここでは最も基本的な「バス法」をご紹介しましょう。**

バス法は簡単です。まず、歯に対して45度の角度で歯と歯茎の付け根にブラシの部分を当てます。その状態で、軽い力でブラシを左右に微振動させながら1本ずつ丁寧に磨きます（図5-5参照）。

歯茎の境目だけでなく、歯茎の部分も軽くブラッシングするようにしましょう。それによって歯を支えている歯槽骨全体の血行が改善され、歯茎がより強くなっていきます。

図5-5

## 歯ブラシの「バス法」の磨き方

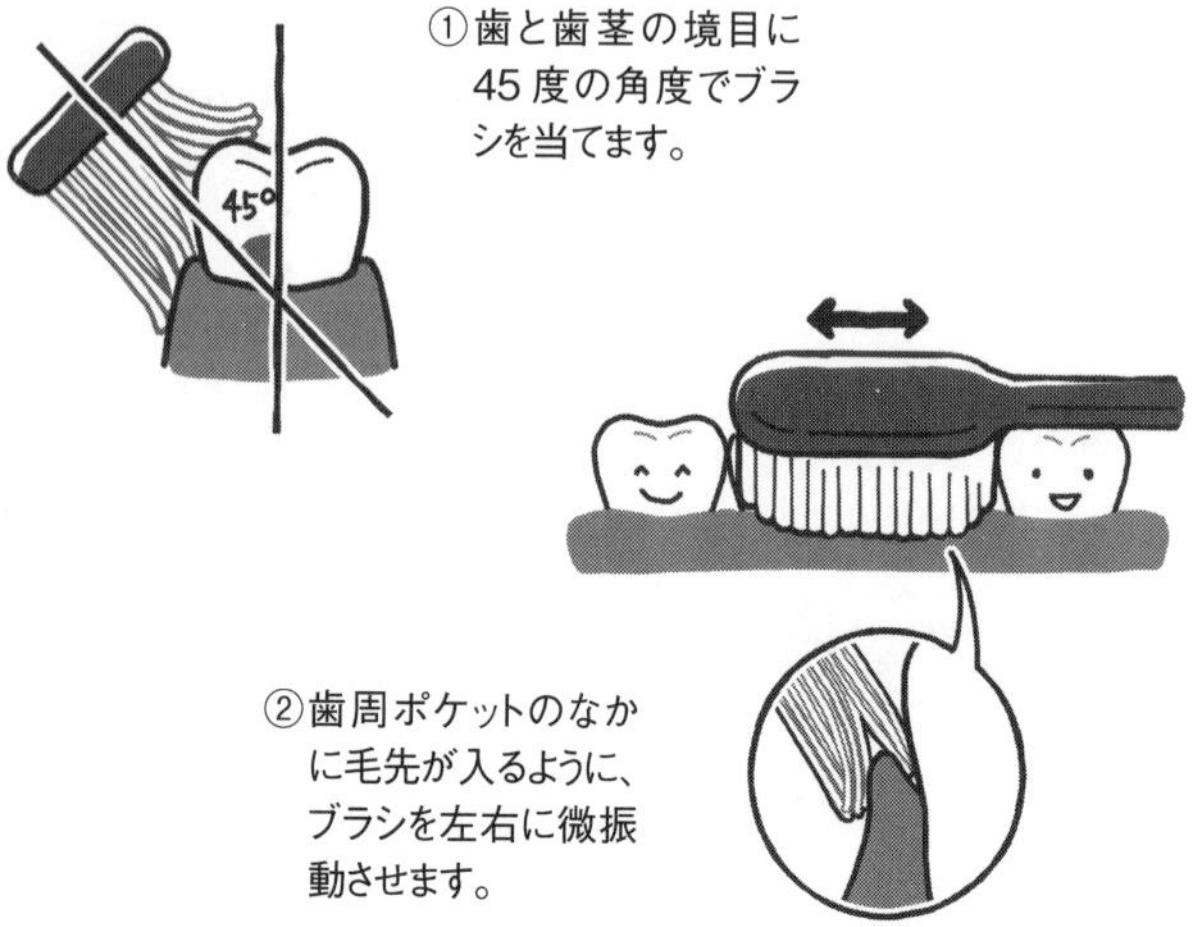
①歯と歯茎の境目に45度の角度でブラシを当てます。
45°
②歯周ポケットのなかに毛先が入るように、ブラシを左右に微振動させます。

歯磨きで気をつけていただきたいのは、ソフトなタッチで磨くこと。**目安はだいたい100グラムぐらいの圧力です。**

100グラムといってもイメージしづらいでしょう。試しに手の甲に歯ブラシを当ててみてください。**歯ブラシの毛先が押された力で曲がっている場合には、力の入れすぎです。図5-5のように、歯ブラシを前後に動かして初めて毛先が折れるくらいの状態が100グラムの目安です。**押すというより、やさしくなでるという感覚ですね。これをしばらく繰り返していると、適正な力加減がわかるようになります。

可能であれば調理用のはかりなどに、歯ブラシを当てて100グラムの目盛りまで押してみてください。強い力でないことがわかることでしょう。

**実際には必要な力の3〜5倍の力で歯を磨いている人が多くいらっしゃいます。**

一生懸命歯磨きをした結果、歯茎が傷ついて腫れて出血などしては本末転倒です。

ぜひ、100グラムの力を体感したうえで歯磨きをしてください。

# お風呂やテレビなどを活用して「ながら歯磨き」を30分行う

## 1日に1回、30分程度の歯磨きの時間をつくる

ほとんどの人は歯ブラシで歯を磨くのにかける時間は、通常3分程度ほどでしょう。ですが、しっかり歯を磨くために朝、昼は5〜10分程度、**比較的時間が取りやすい夜は、最低30分は行ってほしいところです。**

「1日30分？　そんなに長く磨かないといけないの？」と思われるかもしれません。しかし、これにはちゃんと根拠があります。

**歯ブラシのヘッドの幅は、だいたい歯の外周の6分の1程度です。**

つまり、端の奥歯から反対の端の奥歯までのスペースは、歯ブラシのヘッド6つ分です。ひとつ分を1分間微振動させて磨くとして、6つ分を磨くには6分かかります。それを歯の上下、裏表で行うのですから、6分×4で24分。そこに後述する歯茎のマッサージを加えると、30分以上はかかることになります。

ただ、歯磨きのためだけに洗面台の前に30分立っているのは大変ですよね。そこで、**お風呂に入ったときに歯磨きする方法もいいでしょう。**

私自身も実践しているのですが、38〜39度の少しぬるめのお風呂を準備します。歯ブラシと本とお水を持ち込み、お風呂に浸かります。お風呂の蓋を半分閉めて、本を読んだり、お水を飲んだりしながらという具合に「ながら」で歯磨きをするのです。なお、この場合も歯磨き粉はつけなくても大丈夫です。

もちろん、必ずお風呂で磨かなくてはいけないわけではありません。**食卓でテレビを見ながら、水や殺菌効果のある煎茶を飲みながら歯磨きしても問題ありません。**

ちなみに、歯磨きしながら水やお茶を飲むと、細菌が体内に入ってしまうと心配される方もいらっしゃいます。まずは、洗面所で一度軽く歯を磨き、うがいをしてか

図 5-6

## 歯ブラシをする時間のイメージ

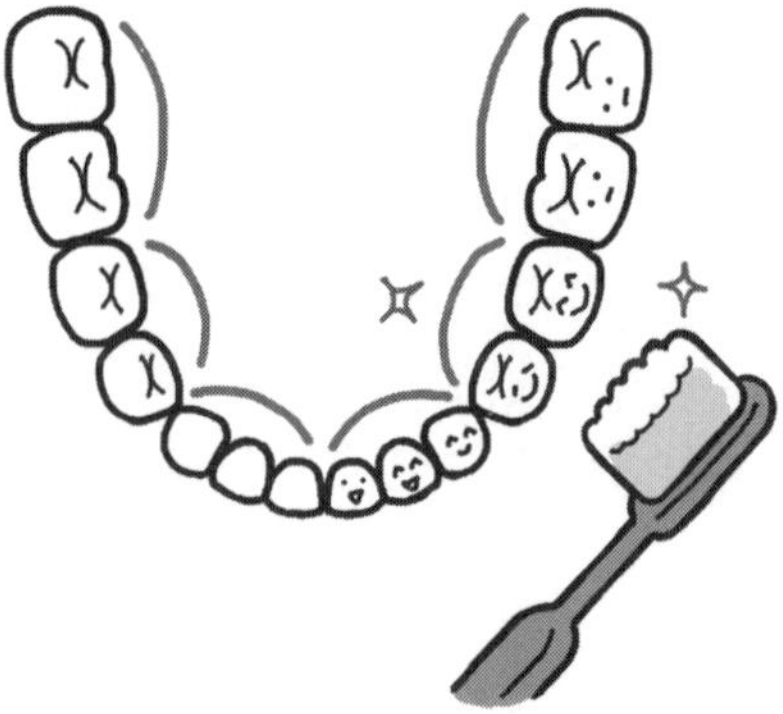

奥歯から反対の奥歯までは、おおよそ歯ブラシのヘッドで6等分できる。1つ分を1分間磨き上げるとして全部で 24 分かかるイメージだ。

図 5-7

## つまようじ法の方法

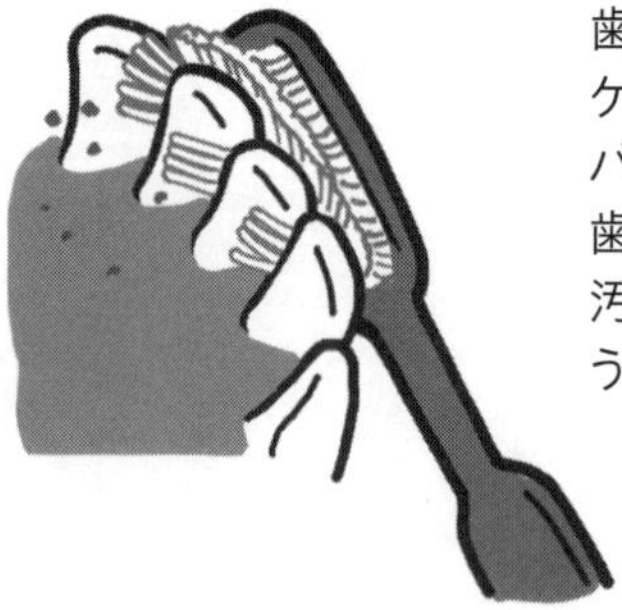

歯ブラシの先が歯周ポケットに入らないように、バス法とは逆の 45 度で歯を磨く。歯と歯の間の汚れや食べカスを取るように意識する。

ら、きれいに洗った歯ブラシで「ながら磨き」をするといいでしょう。

今まで数分の歯磨きしかしていなかった人は、いきなり30分以上行うのは大変でしょう。「昨日よりも今日は少し長く磨こう」といつもより1、2分磨く時間を延ばし、習慣化していきましょう。

## 出血がある場合は「つまようじ法」でやさしく磨く

歯周病が進行している人のなかには、バス法で歯磨きをすると歯茎に痛みを感じたり、ちょっと触れただけで大量に出血したりする方がいます。

出血すると、そこから細菌が毛細血管のなかに入ってしまう危険があります。歯茎が回復するまではバス法ではなく、歯茎にやさしい「つまようじ法」で歯磨きをしましょう。

**つまようじ法とは、歯ブラシをつまようじを使うように歯と歯の間に差し込んで磨く方法です**（図5−7参照）。お食事を済ませた後に、つまようじを使って歯の間に詰まっているものを取り除くことがありますよね。それと同じ感覚で歯を磨きます。

磨き方のポイントはバス法とは逆角度の45度にすることです。歯ブラシの毛先は歯周ポケットではなく、歯と歯の間に入れてきれいにしていくことがポイントです。**つまようじ法を1週間ほど続けると、歯茎の出血が治ってきます。**歯茎に痛みを感じなくなったら、徐々に歯ブラシの角度を水平にしていき、最終的にはバス法の45度に切り替えていきます。

なお、つまようじ法は、専用のブラシを使いこなす本格的な方法もあります。ご興味がある方は、歯科のクリニックで簡単なつまようじ法のレクチャーを受けるといいでしょう。

# 「歯垢染め出し液」を使って歯磨きのクセを直そう

## 磨き残しのクセを自分で確認する

丁寧な歯磨きを心がけていても、「本当にちゃんと磨けているのだろうか？」と気になる人もいるでしょう。

デンタルクリニックに行けば、検査で口のなかの状態を調べることができますが、自分の家ではそこまでのチェックはできません。

**しっかり磨けているかどうかは「歯垢染め出し液」で確認しましょう。**

染め出しに使う歯垢染め出し液は、ドラッグストアやインターネット通販で数百円から購入できます。歯垢染め出し液(錠剤の場合もあり)を水に入れて口に含むと、歯垢の残っている部分が真っ赤に染まります。

歯の磨き方にはクセがある人は少なくありません。磨きにくい歯と歯の間や歯茎の境目、奥歯などに磨き残しが発生しやすいです。歯垢染め出し液を使う最大のメリットは自分のクセをチェックできること。**染まった部分を意識して磨くようにすることで、磨き残しを防げるようになります。**

歯垢染め出し液は、赤く染まっている部分をきれいにしていくことで達成感を覚える効果もあります。実際に歯垢染め出し液を試した患者さんからも、「先生、この達成感がいいね」「もっときれいにしたくなる」といったお声が届いています。

なお、歯垢染め出し液を使っても歯の裏側などは鏡でも確認しにくく、磨き残しのチェックが難しい場所です。自分の舌で歯の裏側をなぞって、ツルツルしているかザラザラしているかを確認してみるといいでしょう。ザラザラしている場合は、汚れが残っているということです。また、**奥歯の根元付近は磨き残しが発生しやすいので、同じく舌を使ってツルツルかどうかチェックしましょう。**

# 歯茎のマッサージで歯茎の健康を整える

## 口のなかの「ツボ」を刺激して歯周病を予防する

歯磨きをしながらぜひ一緒に行っていただきたいのが、歯茎のマッサージ（＝デンタルリフレクソロジー）です。

**歯茎のマッサージにはリフレクソロジーの効果があります。**リフレクソロジーとは、反射区にほどよい刺激を与えることで、血流やリンパの流れを促し、心身のバランスを整えていくというものです。反射区は、体のさまざまな部分につながっている末梢神経が集中している場所です。手足のツボを押すと肩こりや頭痛が改善す

図 5-8

## 歯茎マッサージの方法

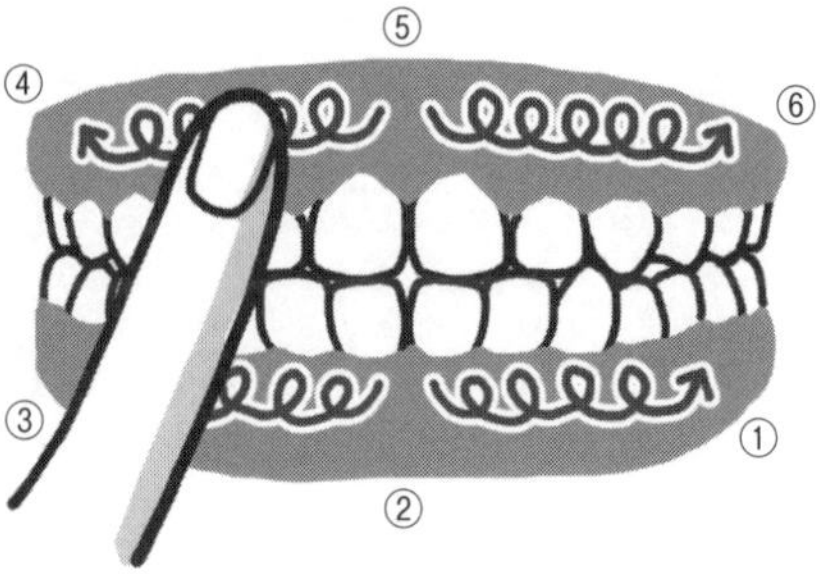


上記の順番で歯茎マッサージを行っていく。人差し指で円を描くようにやさしく歯茎を押していくのがポイント。

るというのはご存じの人も多いと思いますが、反射区もこの「ツボ」と似たようなものと考えていただいていいでしょう。

口のなかには体の反射区があり、**それを刺激することで体のさまざまな部分の働きを活性化でき、歯茎の血行リンパの流れも活性化されるので歯周病予防につながります。**

### 歯茎マッサージは奥歯から

歯茎のマッサージ方法は図5－8の通りです。

**歯茎を人差し指でやさしく押すのがポイントです。**
マッサージは歯茎の表側から、次のような順番で行います。

**左下奥歯↓下の前歯↓右下奥歯↓右上奥歯↓上の前歯↓左上奥歯**

これで歯茎の表側を一周マッサージしたことになります。同じ要領で歯茎の裏側もマッサージしていきましょう。注意点は、爪などが当たって、歯茎を傷つけないようにすることです。

また、**スタートする場所は奥歯から始めるのがおすすめです。**多くの人は前歯よりも奥歯のほうが歯周病になりやすいので、最初にその部分からマッサージをするようにしましょう。

歯茎マッサージを行うタイミングはとくに決まりはありません。お風呂に入りながら歯磨きをしたあと、そのまま指でマッサージするのもいいでしょう。

column
コラム

## 歯磨きでセロトニンが分泌される

正しい方法で歯磨きをしていると、磨いているうちにだんだん心地よくなってきます。

とくに柔らかめの歯ブラシで、歯の根っこをブラッシングすると、とても気持ちよくなります。

**これは歯茎のブラッシングによって、セロトニンが分泌されるからだと考えられます。**

セロトニンとは脳から分泌される神経伝達物質の一種で「幸せホルモン」とも呼ばれています。その名の通り、心のバランスを整え、安心感や幸福感をもたらす働きがあります。セロトニンの分泌を高める方法はいろいろありますが、ウォーキングをしたり、自転車を漕いだりといった、一定の「リズム運動」を20〜30分程度続けることで、脳に刺激が伝わり、セロトニンの分泌が促進されるといわれています。

**歯茎のブラッシングも、同じ動作を繰り返すリズム運動（137ページ参照）です。**そのため、丁寧に歯茎を刺激してあげることで、セロトニンの分泌が増え、心が落ち着くのでしょう。

私は車で渋滞に巻き込まれてイライラを感じたとき、歯ブラシを取り出して歯茎をブラッシングします。ゆっくり丁寧にブラッシングしていると、3〜5分くらいで気持ちよくなってイライラが消えるのです。

皆さんも、ぜひ心地のよいブラッシングを体験してください。しっかりお手入れすることは歯周病予防にもなりますし、気持ちよく続けられるなら、これ以上のことはないでしょう。

# 口呼吸は細菌が繁殖して歯周病になりやすくなる

## 口呼吸は乾燥してバイオフィルムができやすい

ここまで正しい歯磨きの方法と歯茎マッサージについて述べてきました。

毎日の歯磨きで、口のなかの環境を整えることは重要です。

しかし、いくらきれいに磨いても、口内環境が悪いままではその努力も報われません。

**口のなかの環境を悪化させてしまう大きな原因に口呼吸が挙げられます。**

口を閉じていると唾液が口のなかを還流して自浄作用が働きますが、口が開いた

図 5-9
## 口呼吸を判断する方法

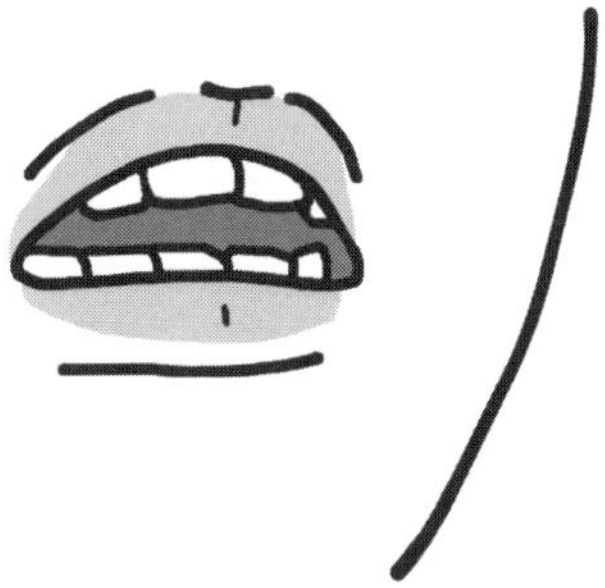

鏡の前で口元の力を抜いた状態で自分の顔を見てみよう。上記のように歯が見えるほど上唇と下唇が離れていると、口呼吸の可能性が高い。

ままだと口のなかが乾燥し、自浄作用が働かなくなってしまいます。

**そのため、乾燥した口内環境は細菌が繁殖しやすくなり、バイオフィルムも形成されやすくなります。つまり、口呼吸をしていると歯周病を発症しやすいというわけです。**

歯科医師である佐野真弘氏、佐野サヤカ氏らの研究によれば、口呼吸をしている人は、鼻呼吸をしている人よりも前頭葉の機能が低下することがわかっています。口呼吸をしていると前頭葉が慢性的な疲労状態になり、注意力低下、勉強や仕事の効率低下などが引き起こされるというのです。このことから、口呼吸は認知症の進行にも関わってくるといえます。

## 口呼吸しているかどうかは唇の状態でわかる

口呼吸しているかどうかは、その人の見た目から判断できることもあります（図5－9参照）。

**口呼吸している人には唇が外側にめくれてタラコ唇になっている方も多いです。**人前では唇を閉じていても、マスクをしているときや、一人で過ごしているとき、眠っているときなど無意識のうちに口呼吸になっている可能性もあります。

口呼吸をしているかもしれないと思ったら、まずは歯科クリニックに行くことをおすすめします。

# 唾液腺をマッサージしてドライマウスを改善する

## 女性は40代半ばから、男性は60代から口が乾きやすくなる

口呼吸の人によく見られる症状がドライマウスです。

**ドライマウスは唾液の分泌量が少なくなり、口のなかが文字通り乾いた状態です。**細菌が繁殖しやすいだけでなく、口臭の原因にもなります。

ドライマウスを引き起こす原因は、口呼吸のほかにも、食べ物をよく噛まなくなったこと、薬の副作用などさまざまです。

女性の場合は、40代半ばで閉経すると、エストロゲンというホルモンの分泌が低

下し始め、それとともに唾液の分泌が低下します。そのため、男性よりもドライマウスを実感される方が多くいます。男性も年齢とともに唾液の分泌量が減りますが、女性よりも実感するのが遅く、60代になってから感じる方が多いようです。

口が乾きやすい、飲み込みづらい、活舌が悪くなったという自覚症状がある方は要注意です。

先ほど、唾液の分泌量が減って口が乾くと、歯周病になりやすくなるとお話ししました。唾液は他にも胃の消化を助けたり、食べ物を飲み込みやすくしたりなど、たくさんの役割を担っています。唾液は1日に1・5ℓも分泌されますが、ドライマウスになると、そういった大切な役割が機能しなくなります。

## 唾液腺マッサージ法で唾液の分泌を促す

ドライマウスになったらどうすればいいのでしょうか。

日常生活でできる対策はいくつかあります。

図5-10

## 唾液腺マッサージ法

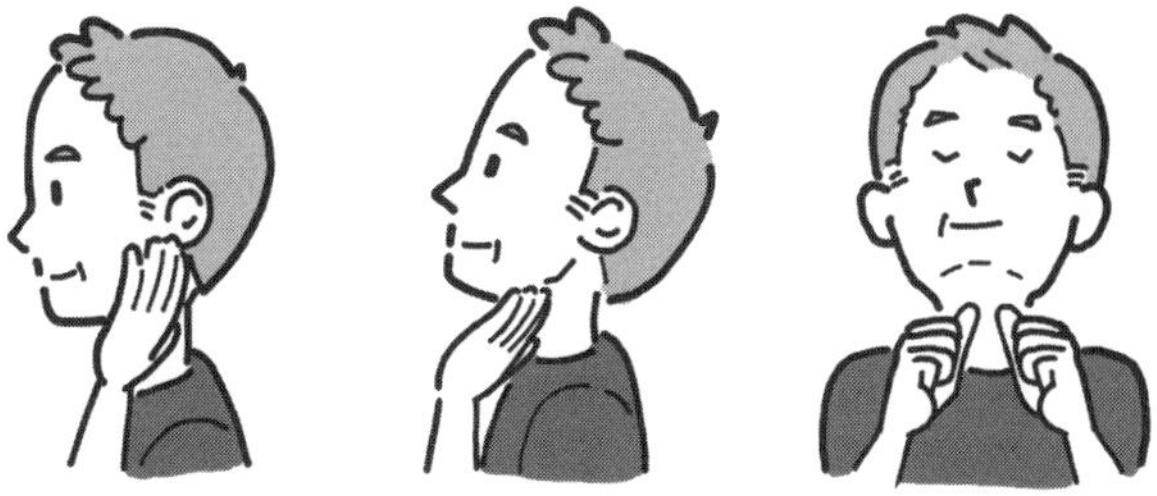

①耳下腺の付近を、後から前に向かってぐるぐる円を描くように10回ほどマッサージする。

②顎下腺の付近5個所ぐらいを5回ずつ親指で押す。

③舌下腺の付近を親指で下から5〜10回ほどグッと押す。

ひとつ目は唾液の分泌を促す唾液腺マッサージ法です。

唾液腺とは、唾液が分泌される場所のことです。口のなかにはさまざまな唾液腺がありますが、**主に「耳下腺《じかせん》」「顎下腺《がっかせん》」「舌下腺《ぜっかせん》」と呼ばれる3つのポイントから唾液が分泌されています。この3つのポイントを順番に刺激することで、唾液の分泌を促すことができます**（図5―10参照）。

他にも、唾液腺マッサージと並行して、日常生活のちょっとした工夫でも唾液の分泌を増やすことができます。

**・ガムを噛む**
**・少量のレモン汁や梅酢を入れた水を飲む**
**・歯磨きをする**
**・うがいをする**

いずれも唾液を分泌させる効果があります。

なお、うがいは、水を含んで頬を膨らませる「ブクブクうがい」と水を喉奥に持っていく「ガラガラうがい」がありますが、どちらとも1回15秒程度を3セットとして、1日に3回行うといいでしょう。

ここで挙げた対策方法を日常生活に取り入れることで、ドライマウスが改善されていくはずです。

# ふたつのトレーニングで口呼吸を治す

## 現代人に増えている「舌低位症」とは?

**口呼吸をもたらす原因として最近増えているのが舌低位症《ぜっていいしょう》です。**舌低位症とは、舌の位置が常に下がっている状態をいいます。図5―11の真ん中のイラストのように、下の前歯の裏側に舌の位置が落ちてしまっているのです。

舌低位症になる原因は、現代人が柔らかい食べ物ばかりを好み、咀嚼回数が減っていることが挙げられます。

最近では、新型コロナウイルスの流行で浸透したマスク生活で人と会話をする機会が減っていることも原因のひとつといわれています。食べることも、話すことも、舌の筋肉を使わなければできません。話す機会が減り、舌を使わなくなったことで舌の筋肉が衰え、舌低位症となってしまうのです。

舌の位置が下がると、舌の奥が気道の上に乗って、気道が狭くなります。すると、空気を確保しやすいように口で呼吸するようになります。

鏡の前で舌を出してみてください。**舌の側面がギザギザと波打っていたら注意したほうがいいかもしれません。舌が低い位置に落ちて下の歯に当たり、歯型がついていると考えられるからです。**

## 口呼吸を矯正する「口呼吸テープ」は効果がある?

口呼吸を矯正することを目的に、「口呼吸テープ」という唇に縦に貼るテープが販売されています。私のクリニックでは、口呼吸テープよりも安価なサージカルテープ(包帯などを固定するときに使うテープ)で代用する方法をおすすめしています

図5-11

## 舌の正しいポジション

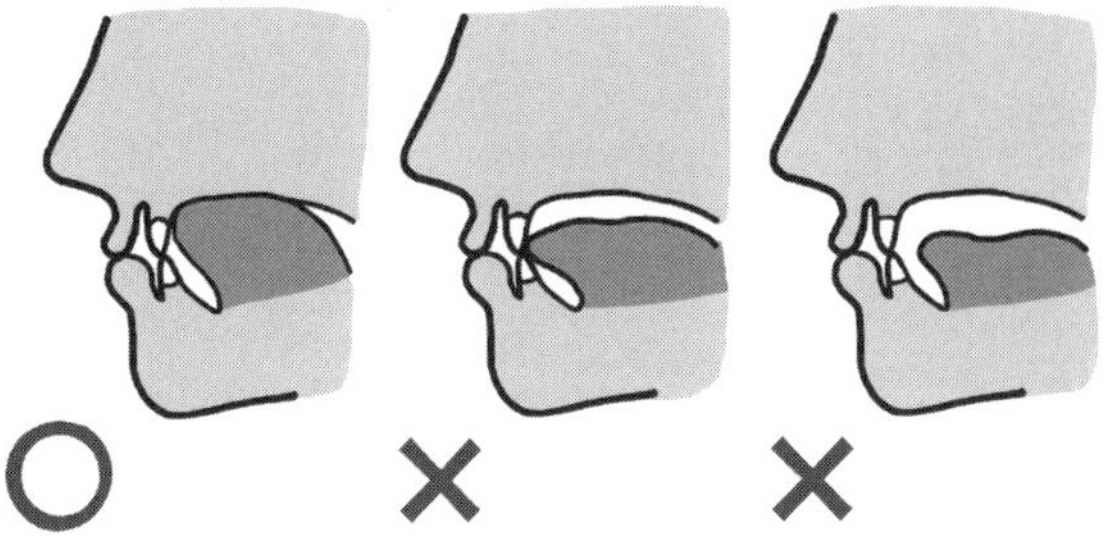


舌先が上の歯の付け根付近に当たる

舌先が前歯の裏側に当たる

舌先がどこにも触れない

が、どちらもドラッグストアやインターネット通販で購入が可能です。

数カ月使っていると口呼吸が治まり、唇を閉じやすくなりますが、テープの使用を止めると、半数ぐらいの人が残念ながらまた元に戻ってしまいます。

しかも、口呼吸テープをすることで反対に歯を噛む力が強くなってしまうこともあります。仮に歯周病で歯がぐらついている方だと、噛み締めによってグラつきがひどくなり、症状がさらに悪化するリスクもあるのです。

**矯正効果があるものの、リスクもあ**

**る口呼吸テープに頼らず、舌の位置を「スポット」という正しい位置に戻していくことが重要です。**舌がスポットに置かれるようになると、口呼吸の方の約8割は鼻呼吸に戻ることができます。

## 舌の位置を「スポット」に戻すトレーニング

**舌の位置をスポットに戻すためには、「舌のスポット押し」と「ベロ回し」「ベロ出し」の2つのトレーニングを行うといいでしょう。**

具体的な方法は図5―12、図5―13、図5―14の通りです。「舌のスポット押し」、「ベロ回し」「ベロ出し」ともに最初は舌の根が痛く感じるでしょう。ですが、慣れてくると徐々にその痛みも消えていきます。唾液が分泌されるのを感じながら日常生活のちょっとした空き時間などに取り入れてみましょう。

実際に、私のクリニックにも「スポット押し」と「ベロ回し」「ベロ出し」を続けている患者さんたちがいますが、だいたいトレーニングを始めて始めて4カ月ほ

図 5-12

## 「舌のスポット押し」トレーニングの方法

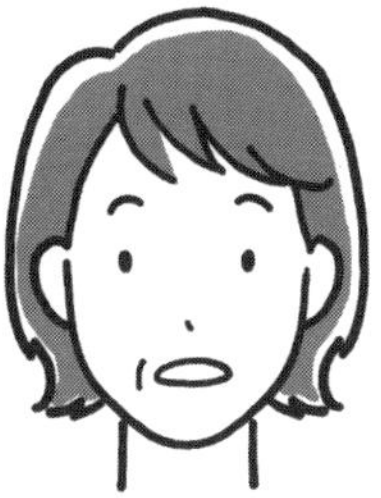

①口を開けて、人差し指くらいの幅に上下の歯を開く。

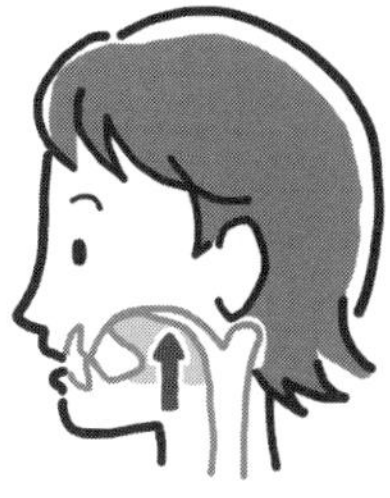

②「スポット」に舌先を置き、舌で上顎を10秒ほど強く押し、次に5秒休む。①と②を3回繰り返す。

図 5-13

## 「ベロ回し」トレーニングの方法

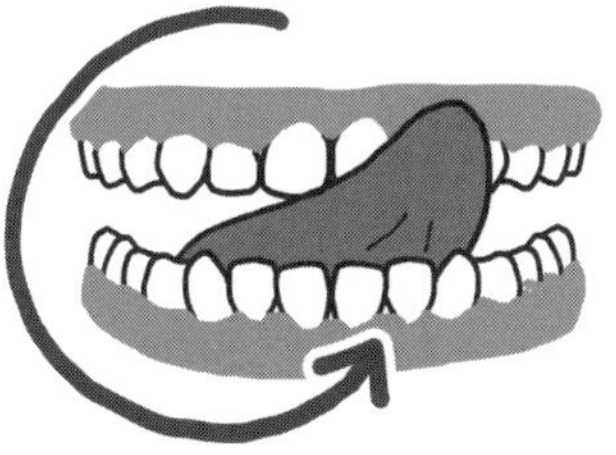

①口を閉じて、歯茎の外側を、舌を時計回りに動かしながらなぞる。これを20回行います。

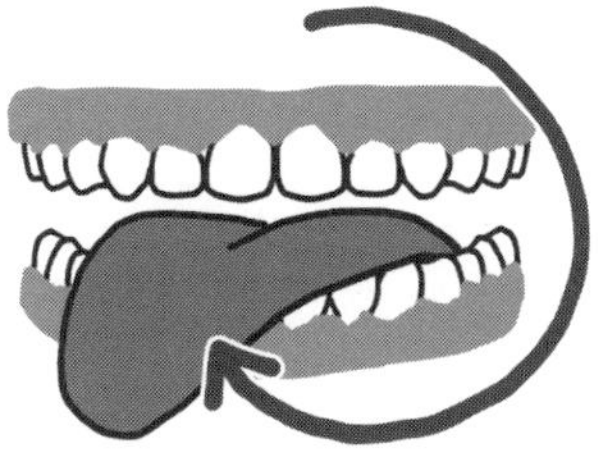

②①と反対回りに上から下へ舌を動かしながら歯茎の外側をなぞる。①と②を20回行います。

図 5-14

## 「ベロ出し」トレーニングの方法

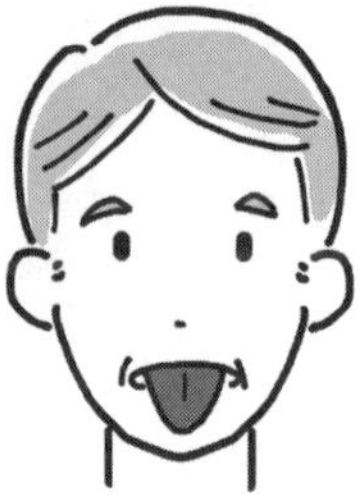

①口を開けて舌をできるだけ出し、
10 秒間キープする。

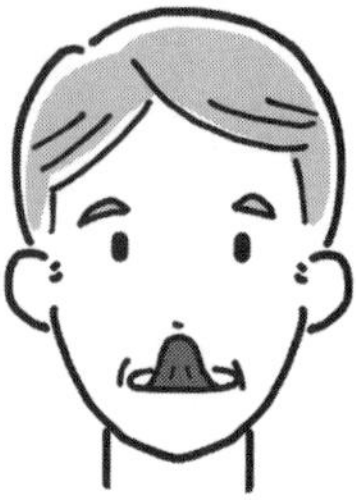

②舌を持ち上げて上唇に触れるようにして、10 秒間キープする。

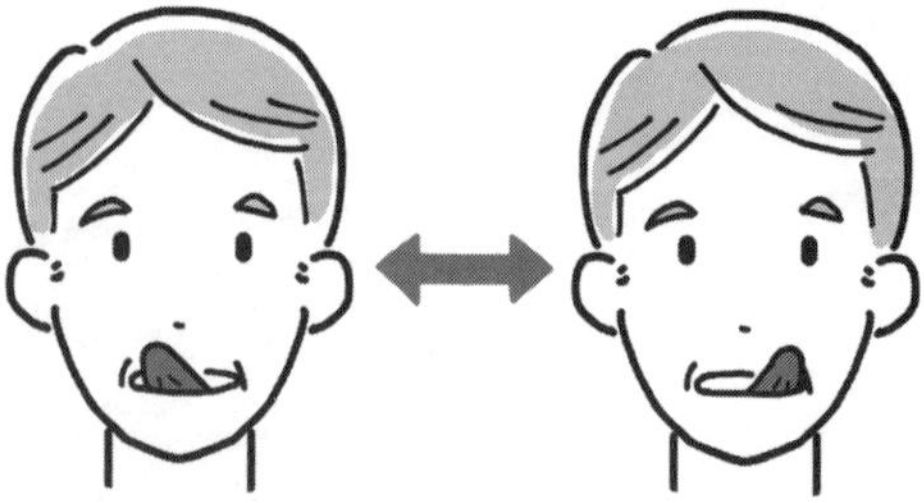

③舌を左右に伸ばし、口の端に触れるようにして 10 秒間キープ。①～③を3回繰り返します。

どで舌の位置がスポットに戻ります。トレーニングを続ければ、効果を実感できるはずです。

舌の位置を戻して口呼吸を矯正すれば、歯周病菌が棲みにくい環境をつくることができます。普段から自分の舌が口のなかでどんな状態にあるか意識している人は少ないでしょうが、本書を読んだことをきっかけに気を使うようにしましょう。

第5章では正しい歯磨きの方法と口呼吸を矯正する方法を説明してきました。歯周病のケアは日常生活での取り組みが大切です。歯周病を予防するためにも意識的にケアしていきましょう。

# 第6章

# 歯周病菌に負けない体づくり！
# 正しい食生活で免疫力を上げよう

# 歯周病を予防するために日常生活でできること

## 免疫力を高める生活を心がけることが大切

ここまで脳内にアミロイドβを過剰につくり出す原因にＰｇ菌が大きく関係していると述べてきました。アルツハイマー病にならないためには、できるだけ早い段階から、歯周病にならないよう予防する、もしくは歯周病の症状の進行をできるだけ遅くすることが大切です。

Ｐｇ菌を含む歯周病菌はほとんどの大人の口のなかに潜んでいます。口腔内のクリーニングなどで一時的に除去したとしても、時間が経つと細菌は元に戻ってしまいます。

歯周病菌に対抗するポイントは大きく2つです。

ひとつは、**口腔内の環境をきれいに保つことです。** 歯周病菌がいたとしても、細菌が潜める場所をできるだけなくしていくことで、細菌を繁殖しづらくさせます。きれいに保つ方法についてはすでに第5章でお話ししました。

もうひとつは、**細菌に対抗できる免疫力が高い状態をつくることです。歯周病菌が脳や体内に侵入し、炎症を起こしたとしても、免疫力が高ければ打ち勝つことができます。** ただし免疫力は、20代半ば頃をピークに徐々に低下していきます。そのまま何もしなければ、歯周病のような感染症に勝てなくなってしまいます。

そこで、本章では免疫力を高めるための方法を食生活から説明していきます。

# 歯周病菌を退治するには腸内環境を整えることが大切

## 善玉菌・悪玉菌・日和見菌の理想のバランスとは?

まずは、免疫力と腸内環境がどれだけ深い関係にあるのかお話ししましょう。

私たちの腸のなかには、およそ1000種類、100兆個もの腸内細菌が棲んでいます。**腸内には免疫細胞の約7割が存在しているといわれますが、免疫細胞を活性化したり、その働きをサポートしたりするのが腸内細菌たちです。**

腸内細菌は、それぞれの菌種ごとに集まりながら、腸の壁を覆っています。その様子が花畑のように見えることから「腸内フローラ」と呼ばれることがあります。

**腸内フローラの細菌は、働きによって善玉菌と悪玉菌、日和見菌《ひよりみ》という3つの種類に分けることができます。**

善玉菌は腸内を弱酸性に保つことで、アルカリ性を好む悪玉菌が増えるのを抑え、腸の運動を活発にしてくれます。ビフィズス菌や乳酸菌、酪酸菌などが善玉菌です。

一方の悪玉菌は、腐敗活動によって発がん性の毒素をつくり出し、体に悪影響をおよぼします。大腸菌（有毒株）やウェルシュ菌、ブドウ球菌などは悪玉菌の仲間です。

日和見菌は、善玉菌でも悪玉菌でもなく、その都度腸内で優勢なほうと同じ働きをします。代表的なものにバクテロイデス、大腸菌（無毒株）などがあります。

私たちの体によい働きをしてくれる善玉菌、悪い働きをする悪玉菌とお話しすると、悪玉菌をなくして善玉菌だけにすればよいと思われるかもしれません。ですが、悪玉菌は肉類などのタンパク質を分解し、便として体外に排出する重要な役割も担っています。そのため、悪玉菌をなくすのではなく、それぞれの菌をよいバランスで保つことが大切になってくるのです。

**一般的に、善玉菌・悪玉菌・日和見菌の理想的なバランスは、2：1：7といわれています。**このバランスで腸内フローラを維持すると、免疫力もアップします。反対に腸内フローラのバランスが悪くなると、体の免疫力が低下してしまうのです。

その大きな原因が歯周病菌が腸にやってくることなのです。体の免疫力が低下すれば、身体のなかの炎症に対応することができず、さまざまな病気の発症を誘発します。当然、歯周病も進行するので、腸にも毛細血管にも歯周病菌が入り込むようになり、ますます健康状態の悪化が止まりません。

このような悪循環を招かないようにするには、歯周病が体内に侵入しないよう口腔ケアをしっかり行うだけではなく、**歯周病菌が侵入しても打ち勝てるように、腸内環境のバランスをよい状態に保つことが大切です。**

次項でそのことについてお話ししましょう。

## 腸内環境を整えるには食生活で善玉菌を優位にする

### 善玉菌を腸内で増やすふたつの方法

腸内環境を整えるには、普段の食事が要です。

私たちの体は、口から食べたり、飲んだりしたものでつくられています。普段はあまり気にしていないかもしれませんが、何を食べるかということは、健康状態をどのように維持するのか、つまり「命の質」に関わってきます。

食事からのアプローチで腸内環境を整えるには、大きくふたつの方法があります。

ひとつは、**直接善玉菌を食べる「プロバイオティクス」という方法です。**

直接食べる善玉菌といえば、すぐに思いつくのが乳酸菌とビフィズス菌でしょう。乳酸菌は、ヨーグルトや乳酸菌飲料だけではなく、乳酸菌を含む食材、ぬか漬けやキムチなどからも摂取できます（図6―1参照）。これらに含まれている植物性の乳酸菌は、ヨーグルトなどの動物性の乳酸菌よりも胃酸に強く、腸に届きやすい性質があります。

なお、ヨーグルトなどの乳製品は、たくさん摂りすぎると白内障の原因になりますので、食べる量は控えめにしましょう。

もうひとつの方法は、**腸内の善玉菌が喜ぶものを食べる「プレバイオティクス」という方法です。**

善玉菌のエサとなる代表的な成分は食物繊維です（図6―2参照）。食物繊維には水溶性食物繊維と不溶性食物繊維の2種類があります。現代の日本人はどちらも摂取量が不足しています。水溶性も不溶性も普段の食事に積極的に取り入れていきましょう。

直接善玉菌を食べる、善玉菌のエサになる食材を食べることで、腸内環境は善玉

図6-1

## 善玉菌が含まれる食べ物

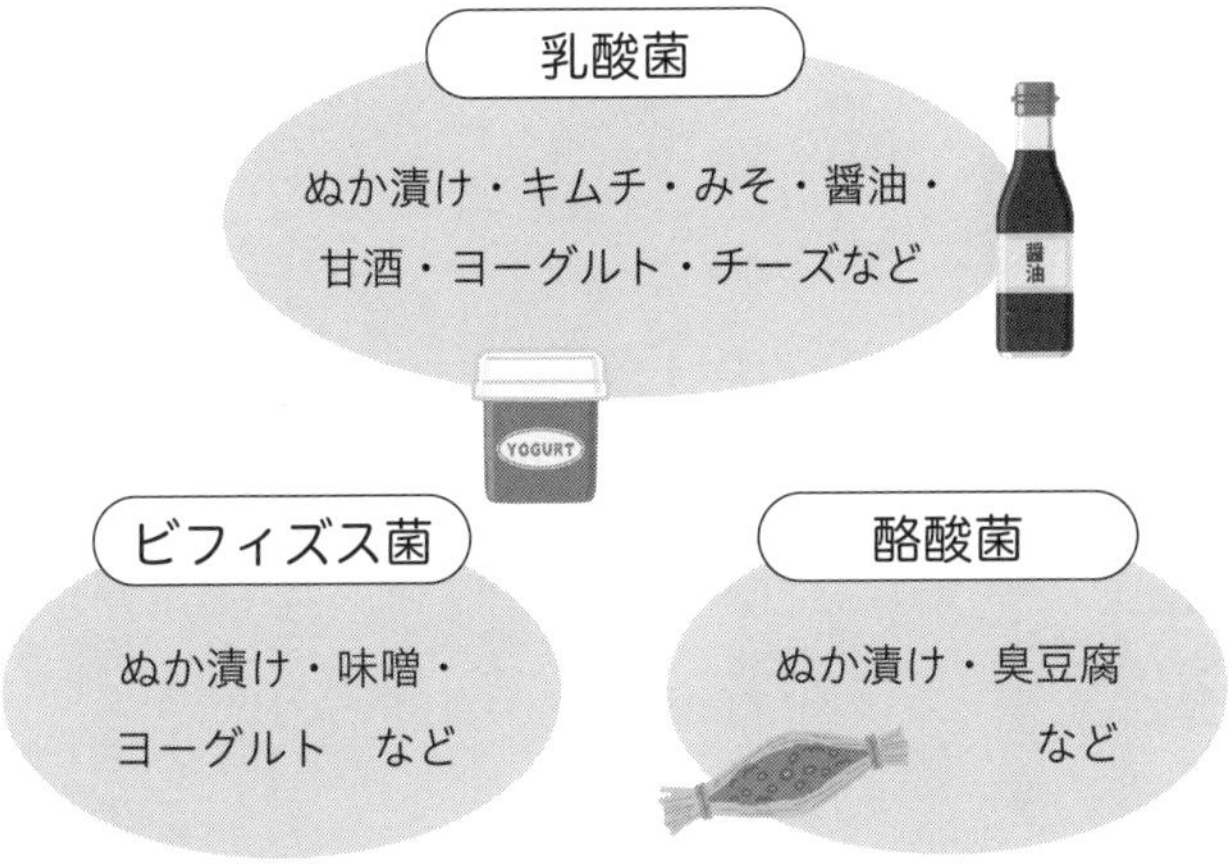


図6-2

## 善玉菌のエサとなる食べ物

**水溶性食物繊維**

- **海藻類**(わかめ・こんぶ・もずくなど)
- **野菜類**(大根・ブロッコリー・ごぼうなど)
- **果物類**(キウイ・りんご・パパイヤなど)
- **その他**(大麦・らっきょう・こんにゃくなど)

**不溶性食物繊維**

- **野菜類**(かぼちゃ・枝豆・モロヘイヤなど)
- **きのこ類**(しいたけ・エリンギ・えのきなど)
- **豆類**(大豆・インゲン・おからなど)
- **芋類**(里芋・さつまいも・じゃがいもなど)

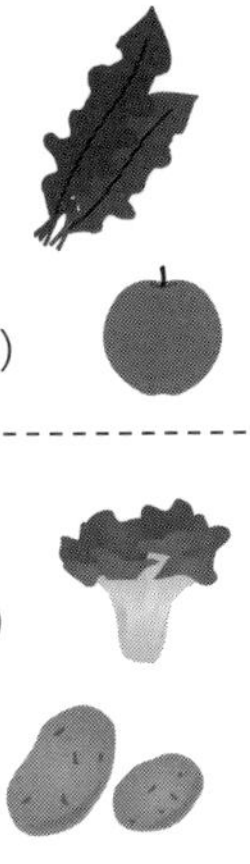

菌が優位になっていきます。**腸内が弱酸性になることで悪玉菌の働きを抑えて、よい腸内環境を保つことができるのです。**

## 免疫力を高める食生活の11のポイント

ここからは実際に私のクリニックで患者さんにアドバイスしている食事のポイントをご紹介しましょう。体の栄養状態をよくすることは、免疫力アップにもつながります。次の11のポイントを普段の食生活に取り入れるように心がけてください。

一朝一夕で体の状態は変わりませんが、継続していくことで健康な体を長く維持できるようになるはずです。

### ポイント1　炭水化物を減らす

炭水化物は摂らなくても、摂りすぎても体にはよくありません。1日70グラムを目安に食べることを私は推奨しています。炭水化物を食べるときは白米よりも玄米を食べるといいでしょう。玄米のほうが血糖値の上昇が緩やかになりますし、善玉菌が喜ぶ食物繊維が豊富で高栄養です。パンの材料になる小麦に含まれるグルテンは消化しにくく、腸を痛めてしまうことがあります。できるだけ、ご飯を食べてください。

## ポイント2　腹7分目を意識する

あともう少し食べたいと思うくらいが腹8分目。腹7分目はそれよりももう少し控えた量になります。人によって量は違いますが、次の食事までに空腹を感じられるくらいの量に抑えるのがひとつの目安です。空腹状態になると、「サーチュイン遺伝子」が活発化します。この遺伝子は老化や寿命に関わると考えられており、長寿遺伝子とも呼ばれます。サーチュイン遺伝子が活発化することで認知症やがん、心血管系の疾患の発症などを抑制します。

## ポイント3 よく噛む

ひと口で30回噛むことを心がけましょう。よく噛むことで食べ物が細かくなるだけでなく、唾液の分泌も促され、消化吸収がよくなります。また、食べ物をよく噛むほど、歯の歯根膜から脳に送られる血流量が増えます（34ページ参照）。その結果、脳が活性化するため、認知症予防につながります。脳の満腹中枢も刺激されるので、食べ過ぎを防ぐこともできます。

## ポイント4 よい油を摂る

油は、主な成分である脂肪酸の種類によって「飽和脂肪酸」と「不飽和脂肪酸」の2つに分けられます。コレステロール値を下げる効果がある不飽和脂肪酸のなかで、とくに「よい油」とされているのが「オメガ3脂肪酸」と呼ばれる油です。オメガ3脂肪酸には、血流を改善したり、コレステロールや血圧の上昇を抑えたりする効果が期待できるほか、免疫力のバランスを整え、活性化させる働きもあります。代表的なオメガ3脂肪酸には、青魚などに含まれるＥＰＡやＤＨＡなどが挙げられます。

## ポイント5 タンパク質をしっかり摂る

体内のタンパク質が不足すると、筋肉量の低下や集中力の低下、免疫力の低下などを引き起こします。タンパク質には肉、魚、卵、牛乳などに含まれる動物性タンパク質と、豆類や穀類などに含まれる植物性タンパク質があります。それぞれに含まれているアミノ酸に違いがあるため、動物性タンパク質、植物性タンパク質の両方を摂ることが大切です。

ただし、動物性タンパク質の食材では、肉より魚を選ぶとよいでしょう。魚にはEPAやDHAといったオメガ3脂肪酸が多く含まれているため、良質な油を摂ることもできます。

## ポイント6 お砂糖を摂りすぎない

糖分の摂りすぎは、肥満につながり、糖尿病や高血圧の原因になります。

とくに精製された白いお砂糖は、食べると血糖値が一気に急上昇し、直後に急降下するため、気分の落ち込みや疲労感の原因になります。菓子類やジュース、炭酸飲料などを控え、フルーツなどの自然な甘さを楽しむようにしていきましょう。1日の摂取量は糖質20グラムほどが理想です。

## ポイント7　AGEを摂り入れないようにする

AGEは耳慣れない言葉かもしれませんが、「終末糖化産物」といいます。AGEとは糖質とタンパク質を加熱してできる、タンパク質が糖化した成分のことです。わかりやすい例では、ホットケーキの茶色い部分やプリンのカラメルソース、トーストの焦げた部分です。AGEには強い毒性があり、体の老化を促進してさまざまな病気を引き起こします。また、動脈硬化、心筋梗塞、脳血管障害、アルツハイマー病などにも関係があるとされています。

体のなかにAGEを溜めないためには、揚げ物や焦げたものを食べないようにすることが大切です。

## ポイント8 ビタミンCを摂る

ビタミンCは、皮膚や血管、骨などを構成する成分であるコラーゲンの合成に必要な栄養素です。不足すると肌が荒れたり、血管が弱くなったり、骨粗鬆症になることもあります。また、強力な抗酸化物質としての働きもあり、心血管疾患やがんの予防や免疫力向上の効果も期待できます。ビタミンCを摂れる食材はレモンなどの柑橘類《かんきつるい》を思い浮かべる方が多いと思いますが、柿やキウイ、いちご、ピーマン、ブロッコリーなどにも多く含まれています。1日の摂取量は150ミリグラムほどが理想です。

## ポイント9 ビタミンDを摂る

ビタミンDは、腸からカルシウムを吸収するのを助け、強い骨の維持に役立ちます。ビタミンDが不足すると骨がもろくなり、高齢者では骨粗鬆症になるリスクが高くなります。また、免疫力やがん、糖尿病などとの関わりがある成分です。

ビタミンDは食べ物から体内に摂り入れることもできますが、肌を紫外線に当てて体内でつくり出すことができます。1日10分程度の日光浴をするといいでしょう。

## ポイント10 ビタミンB6、B12を摂る

ビタミンB6には、神経伝達物質の合成の促進、正常な免疫機能の維持、赤血球のヘモグロビン合成、皮膚のターンオーバー増進、脂質の分解と合成などの働きがあります。赤身肉や鶏肉、マグロ、カツオ、バナナなどに多く含まれます。1日の摂取量は50ミリグラムほどが理想です。

ビタミンB12も赤血球のヘモグロビン合成を助ける栄養素で、貧血の予防に役立ちます。また、タンパク質の合成やアミノ酸、核酸、葉酸《ようさん》の代謝にも関わっています。レバーやアサリ、しじみ、干し海苔、焼き海苔などに多く含まれています。1日の摂取量は2・5マイクログラムほどが理想です。

## ポイント11 亜鉛を摂る

体に必須なミネラルのひとつです。亜鉛は体内でつくることができないので、食

事で摂る必要があります。

亜鉛は多彩な役割を担っています。例えば、抗酸化作用の強いビタミンAを活性化することによる風邪や感染症の予防、全身の細胞の新陳代謝の活性化、神経伝達物質の分泌などが挙げられます。亜鉛を多く含んでいる食材は、レバー類、牡蠣《かき》、ホタテ、うなぎ、納豆などです。1日の摂取量は10ミリグラムほどが理想です。

私のクリニックでは実際に、ご紹介した11ポイントを患者さんに解説して食事の指導をしています。実践された方のなかには、「基礎体温が1度上がった」「風邪を引かなくなった」「胃腸の調子がすごく良くなった」といった変化を感じている人が少なくありません。とくに基礎体温の上昇や風邪を引く頻度の減少は免疫力が上がったからだといえるでしょう。次ページに11のポイントを取り入れた食事メニューの例を示しました。当院で患者さんに提示している福田11カ条（図6－6参照）と合わせて、ぜひ参考にしてみてください。

図 6-3

## 免疫力を高める食事　朝食

### 焼き魚

魚にはタンパク質だけでなく、不飽和脂肪酸の EPA、DHA も多く含まれる。鮭やサバの塩焼きのほか、市販のサバ缶などを使うと手軽に1品プラスできる。

### 卵焼き

ビタミン A、D、B12、タンパク質などを含む。

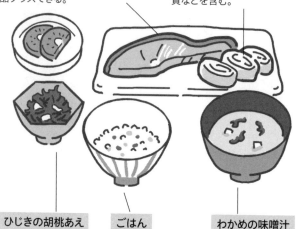

### ひじきの胡桃あえ

ナッツ類には不飽和脂肪酸を含む。海藻類は食物繊維やミネラルが豊富。

### ごはん

お茶碗に1/3 ほどが目安。白米よりも玄米や雑穀米のほうが血糖値の上昇が抑えられ、噛みごたえもある。自然と咀嚼回数もアップする。

### わかめの味噌汁

具は控えめにして胃腸を労わるように。かつおと昆布の出汁、ボーンブロス（牛・豚・鶏・魚などの骨でとった出汁）なども消化吸収が良く、栄養価が高いのでおすすめ。

### その他

納豆には植物性タンパク質が多く含まれ、亜鉛も摂ることができる。デザートにキウイ、グレープフルーツなどビタミン C を多く含むフルーツを食べるのもよい。

図 6-4

## 免疫力を高める食事　昼食

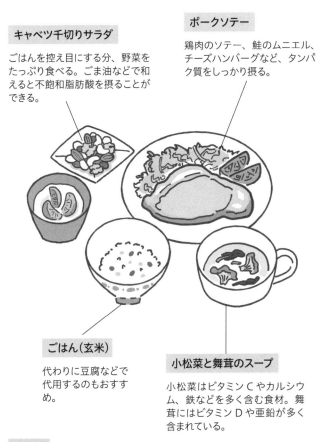

### キャベツ千切りサラダ

ごはんを控え目にする分、野菜をたっぷり食べる。ごま油などで和えると不飽和脂肪酸を摂ることができる。

### ポークソテー

鶏肉のソテー、鮭のムニエル、チーズハンバーグなど、タンパク質をしっかり摂る。

### ごはん（玄米）

代わりに豆腐などで代用するのもおすすめ。

### 小松菜と舞茸のスープ

小松菜はビタミン C やカルシウム、鉄などを多く含む食材。舞茸にはビタミン D や亜鉛が多く含まれている。

### その他

豚肉には疲労回復に関わるビタミン B1 が多く含まれる。午後から頑張るエネルギー補給にはいい食材。麺類を食べるなら、食物繊維やミネラルが多く、血糖値の上昇が緩やかなお蕎麦がおすすめ。パンやパスタなど、小麦を使った食材はできるだけ控えたほうがベター。

図 6-5

## 免疫力を高める食事　夕食

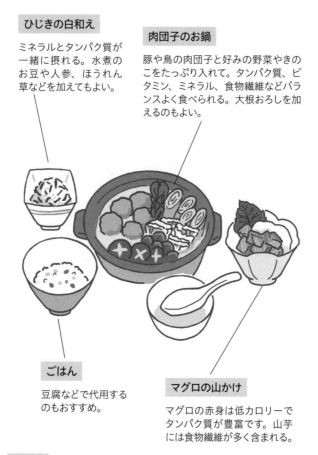

**ひじきの白和え**

ミネラルとタンパク質が一緒に摂れる。水煮のお豆や人参、ほうれん草などを加えてもよい。

**肉団子のお鍋**

豚や鳥の肉団子と好みの野菜やきのこをたっぷり入れて。タンパク質、ビタミン、ミネラル、食物繊維などバランスよく食べられる。大根おろしを加えるのもよい。

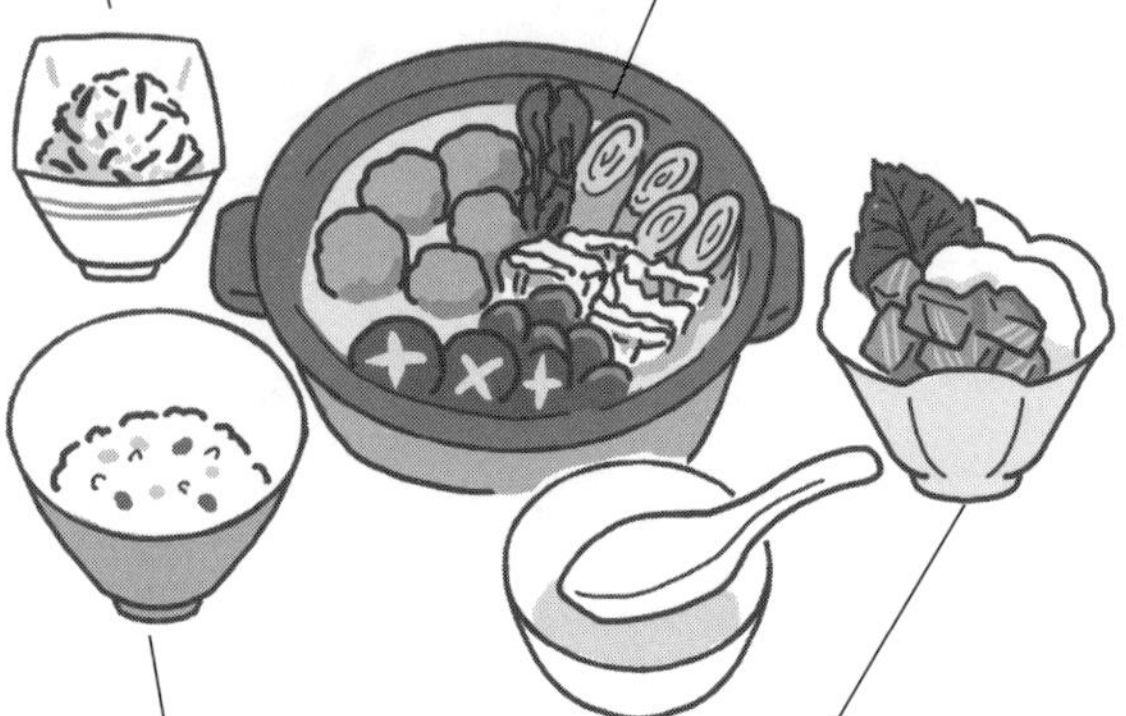

**ごはん**

豆腐などで代用するのもおすすめ。

**マグロの山かけ**

マグロの赤身は低カロリーでタンパク質が豊富です。山芋には食物繊維が多く含まれる。

**その他**

お鍋は、いろいろな食材が食べられる万能料理です。牡蠣やホタテなどを入れた海鮮鍋にしたり、野菜を大きく切ってポトフ風にしたり、いろいろな食材で楽しめる。

図6-6

## 福田11カ条

東洋医学では歯周病＝お血（血が滞る）と言われています。お血を改善するための11カ条を下記に記しました。ぜひ心がけてください。

---

### ①歯茎をマッサージする

1日1回30分、歯茎マッサージをする。局所の血流を改善し、局所の免疫力を高める。

### ②半身浴をする（15～30分）

全身の血流を改善する。心臓の下までの場合は39度、へその位置の下までの場合は41度に湯温を設定する。最後は肩まで浸かる。

### ③良質な水分を摂取する

1日2リットルを目安とする。人体を形成している60%は水分であり、その心・循環器系の働きを改善するために良質な水分を2リットル飲む。食前30分、食後1時間は控えめに。

### ④良質なたんぱく質を摂る

**大豆製品（味噌・木面豆腐・納豆・豆乳）**

植物性食品に含まれる脂質は油であり「若さ」を維持することに働き、動物性のそれは脂であり老化を促す。

**牛乳、乳製品、肉類は極力避ける**

牛乳は、急激に血中カルシウムの濃度を上昇させ、その後急激に下がる。骨のカルシウムを目減りさせる。肉類は末梢毛細血管を詰まらせる。

### ⑤穀物類中心の食生活にする

主食はご飯。伝統的な日本食が最適な食事である。

穀物：野菜・海藻：肉：魚：卵：油を2：2：1：1：1：1の割合で摂る。精製された白米、白パンはビタミンBの消費が促進されるので摂取しない。ポイントは一口、最低30回を目安によく噛むこと。腹7分目の少食を心がけること。よく噛むことで、下記の効果がある。①唾液分泌量が増加②唾液は発がん物質の変異原性を消失・減少させる③大脳の満腹中枢を刺激して食べ過ぎを予防する④肥満予防、ダイエット効果⑤虫歯の抑制

### ⑥根菜類を摂る

にんじん、ごぼう、れんこん、さつまいも、じゃがいも、さといも、長いもなど。滞った血をサラサラにするお薬と言われる。不溶性食物繊維が多く、よく噛まないと飲み込みにくいので噛む回数が増える。少量であっても満腹中枢への刺激が伝わりやすくなる。また腸の動きを活発にする。

---

### ⑦嗜好品

喫煙者に歯周病の治療をすることは無意味であるとの報告がある。飲酒の量を減らす。1日 350 ミリリットルの缶ビールを 1.2 本ほど。

---

### ⑧適度な運動

1日 45 分以上の連続速歩
歩行は地面からの程よい振動が全身の関節に伝わり、体のアンバランスを正す。骨格のゆがみが直ると、内臓のゆがみがなくなり、血管や神経の働きも本来の状態に修復されると考えられる。また血流が促進され、免疫力を向上させる。

---

### ⑨最低5～6時間の睡眠をとる

睡眠中の体の各器官はその働きを低下させる。それとは反対に、赤血球や白血球は効率的に活動するため、血流がよくなり、体内バランスを回復させる。

---

### ⑩ストレスコントロール

ストレス状態が長い間継続すると、毛細血管が5ミクロン程度に狭くなり、直径6ミクロンの白血球の流れが悪くなり、免疫力の低下をきたす。

---

### ⑪青汁

現在の食生活で不足しがちなビタミン・ミネラル・食物繊維を食べ物（サプリメント以外）で補うには、青汁が最適。

# 歯科クリニックで定期的にケアを受ける

## 毎日の歯磨きだけでは限界がある

一度バイオフィルムができてしまうと、ドラッグストアなどで販売されている洗口液（お口の洗浄液）で口のなかをすすぐだけでは歯についたバイオフィルムを溶かすことはできません。

また、抗生物質を飲めばバイオフィルムを除去できると思っている方もいるようですが、**バイオフィルムは抗生物質も効きません。**バイオフィルムのなかには抗生物質が入りづらい上、多少は効き目があったとしても、薬剤に対する耐性を持つようになり、やがて効かなくなってしまうのです。

だからこそ、歯周病を予防するには、まずバイオフィルムができないようにすることが重要です。前提として第5章で紹介した正しい歯磨きが欠かせません。

**それでもバイオフィルムができてしまった場合は、クリニックで取り除いてもらうのがベストです。**

正直に言えば、**ご自身による歯磨きだけで口のなかの汚れを取り除くのは不可能に近いです。**そのため、普段から1～3カ月に1回というペースで定期的に歯科クリニックに行き、歯の汚れをきれいに取り除いてもらうのがいいでしょう。バイオフィルムとの戦いは、ご自身による正しいケアと歯科クリニックでのプロのケア、両軸で進めていくことをおすすめします。

## 歯石やプラークの除去をしてもらうPMTCとは？

歯科クリニックで行う歯のお手入れをＰＭＴＣ《ピーエムティーシー》（Professional Mechanical

Tooth Cleaning）といいます。

**PMTCで行うのは、歯石やプラークの除去と歯の清掃です。**

丁寧に歯磨きをしても、奥歯や歯の裏側などにどうしても磨き残しが発生します。実は、歯のプロである私自身でも、定期的に歯科クリニックで歯科衛生士さんにお手入れをしてもらっています。

PMTCでは、歯磨きで落としきれなかった歯石やバイオフィルムを専用の機器と研磨剤を使って完全に取り除き、歯の表面をツルツルにします。歯の表面がきれいになると、汚れがつきにくくなります。その後で薬液を塗布し、歯の表面を強化。より虫歯菌や歯周病菌が潜みづらい口内環境をつくります。

また、全国でそれほど多くはありませんが、Pg菌の除菌プログラムを提供している歯科クリニックもあります。

Pg菌の除菌プログラムでは、PCR検査によるPg菌の確認、顕微鏡検査、歯周ポケット調査を行います。

まずPCR検査では、歯の表面からとったプラークのなかにPg菌がいるかどうかを確認します。45分ほどで結果が出て、Ｐｇ菌の数値から歯周病リスクを把握することができます。

次の顕微鏡検査では、プラークのなかにどのような菌がいるのかを顕微鏡で調べます。モニターに大きく映し出し、Ｐｇ菌だけでなく、他のレッドコンプレックスの菌がどのくらいいるのかも患者さんと一緒に確認します。

最後の歯周ポケット調査では、歯周ポケットの深さや出血の有無を確認します。もし歯周ポケット内に出血があった場合は、Ｐｇ菌が繁殖している可能性が高いです。血液はＰｇ菌が生み出すタンパク質分解酵素ジンジパインの大好物ですから、早期の治療が必要となります。

ちなみに、顕微鏡検査では歯周病菌だけでなく、口のなかにいるカビも見ることができます。ご存じないかもしれませんが、口のなかにはカビが多く棲んでいます。カビが大量にあると、それを足がかりに虫歯菌や歯周病菌が大繁殖するため、注意が必要です。**定期的にチェックし、お手入れをしておくと、細菌が繁殖するリスクを抑えることができますし、カビによる口臭も解消できます。**

# 歯周病をしっかりケアすれば約1000万円の医療費が抑えられる

## 歯の本数の差によって医療費に大きな差が生まれる

ここまで述べたように、歯周病予防は日々のケアが欠かせません。毎日の小さな積み重ねが歯と体の健康の維持につながるのです。

ですが、目に見える効果がないと日々のケアもサボってしまいがちになるかもしれませんね。そこで、歯周病ケアがどれほど皆さんによい効果をもたらすのか知っていただくために医療費に着目したある調査を最後にご紹介しましょう。

香川県歯科医師会が実施した、歯の健康と医療費に関する実態調査によれば、歯の本数が20本以上ある人と４本以下の人では、年間の医療費に17万５９００円もの差があることがわかりました。

調査の対象は40歳以上の男女です。

仮に40歳で残っている本数が４本以下だとして、その人が１００歳まで生きるとすると、生涯でかかる医療費はどうなるか計算してみましょう。

**17万５９００円×60年＝１０５５万４０００円**

なんと、**歯の本数が20本以上ある人よりも１０００万円以上も多く医療費を支払うことになるのです。**

医療費がこれほどかかるのは、歯の本数が少ない人ほどさまざまな病気を発症すると考えられるからです。そして、それらの病気を引き起こしている大きな原因が歯周病なのです。

香川県歯科医師会の調査によれば、重度の歯周病の人は健康な人に比べて糖尿病の医療費が約2・2倍、虚血性心疾患（心筋梗塞や狭心症など）の医療費は約3・4倍にもなっています。

歯周病は歯が抜ける原因の第1位であるだけでなく、歯茎から体内に侵入し、体のあらゆる場所に移動して炎症を引き起こします。アルツハイマー病や糖尿病、心筋梗塞、動脈硬化などの原因にもなることは第2章で述べた通りです。

**きちんと歯のケアを行い、20本以上の歯を維持できれば、医療費として消えていくはずの1000万円を手元に残せるかもしれません。**せっかくならそのお金をもっと人生を楽しむために使えるといいですよね。

本書を通して、歯周病とアルツハイマー病の深いつながりやアルツハイマー病の新たな治療薬の可能性、歯周病を予防、改善する日常ケアの方法を述べてきました。

歯周病は普段から気をつけることが何よりも大切です。脳のゴミは口からやってくるということを意識して、口内環境をきれいに保つことを日々心掛けて生活していきましょう。

# おわりに

私が子どもの頃、歯磨きの「3・3・3運動」が提唱されていました。昭和30代生まれの人なら、ご記憶にあるのではないでしょうか。

1日3回、食事した3分以内に3分間歯を磨くというもので、当時の子どもたちは「3・3・3運動」を意識して歯磨きをしていました。当時はまだこまめな歯磨きの習慣がありませんでしたから、この運動は歯磨きの習慣化にとても貢献したといえます。

しかし、今の常識からすれば、おすすめできる磨き方とはいえません。実際にこの方法で歯を磨いてきた方たちが高齢者となり、65〜74歳の残っている歯の本数は20・8本（2016年歯科疾患実態調査）。つまり、7、8本の歯を失っていることになります。また、歯周病患者数も年々増加し、認知症などの歯周病菌と関係が深いとされるさまざまな疾病も増えています。

**歯と体の健康を増進していくには、もっと丁寧な歯のケアが必要ですし、一人ひと**

**りの歯の健康に対する意識を高めていくことが大切なのです。**

残念ながら、日本人はまだまだ歯に対する意識があまり高くないようです。科研製薬株式会社が歯周病の意識調査を行ったところ、「歯周病が気になる」と回答した人は全体の8割以上だったのに対して、半数以上の人が定期的に歯科クリニックに通っていないと回答しました。歯科クリニックを受診していると答えた人のなかでも、半年〜1年に1回程度受診する人が3割強という状況です。

本書で説明しましたが、歯周病はよほどの重症にならない限り、あまり痛みを感じません。気づいたときにはかなり症状が進んでいるということもあります。

そうなる前に、予防するという意識を持っていただきたいと思うのです。

歯の予防のために歯科クリニックに定期的に通い、費用をかけることに抵抗を感じる方もいるかもしれません。歯周病の原因菌であるＰｇ菌のＰＣＲ検査を行ったり、プロの丁寧な歯のメンテナンスを受けたりすれば1万円くらいの費用はかかるでしょう。

しかし、もし歯が健康でなくなれば、病気にかかるリスクが高まるだけではなく、見た目の印象も変わってきます。歯周病で歯がなくなると、噛み合わせが悪くなり、顔つきが変わったり、シミやシワが増えたりして老け顔にもなっていくのです。将来にわたってそれを予防するためには、エステやゴルフ、飲酒、喫煙などにかかる費用を歯のケアに少し置き換えてみてもいいのではないでしょうか。

歯は、私たちが生きていくうえで大切なパートナーです。

食べ物を噛み、体に必要なエネルギーを取り入れ、咀嚼をすることで脳に刺激を与え、噛み合わせで姿勢のバランスを取るなど、その役割は多彩です。歯が健康であれば、認知症やさまざまな病気の予防につながることも、本書を読まれたあなたならもうおわかりでしょう。

本書が歯のケアや食事など、日々の生活習慣を見直すきっかけとなり、あなたの人生がより健やかで幸せなものとなることを心から願っています。

最後に、日頃から私の仕事を応援し一緒に頑張ってくれている素晴らしいスタッフのみんな、そして日々私を支えてくれている妻、息子達にこの場を借りて心からの感謝を伝えたいと思います。

いつも本当にありがとう。

２０２３年４月

福田デンタルクリニック院長　福田真一

**著者紹介**

**福田真一**（ふくだ・しんいち）

福田デンタルクリニック院長　医学博士

1959年、兵庫県神戸市生まれ。栄養科学研究所（当時）の所長・蓮田康弘氏、日本綜合医学会の元会長・甲田光雄氏に師事する。すべての医療の根幹に「心と食事の改善が必要」という考えのもと、欧米にわたり多数の大学の卒後研修を受ける。93年、「福田デンタルクリニック」を開院。「歯科医療は歯を診るのではなく、患者さん自身を診る」を診療方針の基本とする。口腔医療と全身疾患の関係を研究した「トータルヘルスケア・コーチング（福田式11箇条）」を取り入れ、患者様に提案。スタッフ全員に食養指導士の資格保有を義務付け、食養について専門的なアドバイスを行っている。2011年には医療者が必ず直面する「命」の問題に日本神道の観点から向き合うために、春日大社の宮司として知られた葉室頼昭氏指導のもと、一般財団法人大阪国学院にて神職資格を取得。2023年現在、「福田デンタルクリニック」は紹介患者99%、リピート率98%、全国から1万人の患者が訪れる大人気のクリニックとなる。

最新《さいしん》の研究《けんきゅう》でわかった！“脳《のう》の毒《どく》”は口《くち》からやってくる

**認知症《にんちしょう》になりたくなければ歯周病《ししゅうびょう》を治《なお》しなさい**　〈検印省略〉

2023年　5　月　21　日　第　1　刷発行

著　者――福田 真一（ふくだ・しんいち）

発行者――田賀井 弘毅

発行所――株式会社あさ出版

〒171-0022 東京都豊島区南池袋 2-9-9 第一池袋ホワイトビル 6F
電　話　03（3983）3225（販売）
　　　　03（3983）3227（編集）
F A X　03（3983）3226
U R L　http://www.asa21.com/
E-mail　info@asa21.com

印刷・製本（株）シナノ

note　http://note.com/asapublishing/
facebook　http://www.facebook.com/asapublishing
twitter　http://twitter.com/asapublishing


ISBN978-4-86667-495-7 C2077